WS
ウェッジ
選書

合原一幸
［編著］

脳はここまで解明された

内なる宇宙の神秘に挑む

21世紀の地球と
人類のかかわりを考える

「地球学」シリーズ

wedge sensho

ウェッジ

はじめに

私たちは、皆、ひとり一個ずつ脳を持っている。運動するにしろ、絵画を鑑賞するにしろ、音楽を聞くにしろ、もの想いにふけるにしろ、そして人生の喜びも悲しみもすべて、最終的には脳のなせる業である。

おもしろいことに、脳には脳自体に興味を示す奇妙な性質があるように思える。二〇世紀後半から、世界中で脳の研究が極めて活発に行われている。我が国でも、「脳を知り、守り、創り、そして育む」ための多面的な研究が展開されている。脳への関心が、世界的に高まっているのである。

身近な例を挙げると、本年度私が東京大学工学部で三年生向けに新しく開講した講義「脳科学入門」の初回には、さまざまな学科から教室の席数の二倍を超える学生たちが集まり廊下にまであふれて立ち見すらできない状況となった。工学部においてすら、専門分野の壁を越えて、多くの学生たちが脳に興味を持っていることのひとつのあらわれであろう。
脳の中のネットワークであるニューラル・ネットワーク(神経回路網)に関する世界で最初の数学モデルは、一九四三年のマカロックとピッツによるものである。この時、ピッツは弱冠一八歳であったという。一八歳にして今でもこの分野の研究者にとって必読の論文を発表したわけである。私は二〇年間にわたっていろいろな大学で脳の講義を続けてきているが、ピッツのようなスケールの大きな若き俊英を見出し育てることが私の責務でもあると考えてのことである。

本書は、地球惑星物理学者の松井孝典先生(東京大学教授)が主宰するフォーラム「地球学の世紀」において、「地球システムと脳」というテーマで四回にわたって集中的に議論された内容が基となっている。このフォーラムでは、日本の脳科学を代表する三名の先生方——脳生理学者の伊藤正男先生(理化学研究所脳科学総合研究センター・前センター長)、数理工学者の甘利俊一先生(理化学研究所脳科学総合研究センター・現センター長)、そして解剖学者の養老孟司先生(北里大学教授)にご講演いただき、さまざまな分野の先生方と活発な議論が行われた。

本書によって、この刺激的なフォーラムの雰囲気が少しでも伝わり、そのことが、読者の皆さんがご自身の脳について思いをめぐらすきっかけとなることができれば、私にとってこれ以上の幸せはない。
最後に、松井先生、伊藤先生、甘利先生、養老先生、そして本書の取りまとめにご尽力いただいたウェッジ編集部の柳生幸亮さんに感謝申し上げる。

合原一幸

二〇〇四年一月　駒場にて

◎目次◎

第2部

DISCUSSION 脳とこころを結ぶもの

合原一幸、伊藤正男、松井孝典

第 1 部

「脳を創る」ために

合原一幸

脳になりうる機械はあるか

◉「人間圏」と脳

地球惑星物理学の松井孝典（東京大学）は、「一五〇億年の時間スケールと一五〇億光年の空間スケール（光が一五〇億年かかる距離）の宇宙から人間を見る」という視点に立っている。このような一五〇億光年の時空間スケールで眺めると、地球上での生命やヒトの創発過程がクリアに見えてくるからだ。

約四六億年前に生まれた地球上で、最初の生命が誕生したのが約三八億年前、そしてヒトの祖先の誕生が約七〇〇万年前と推定されている。

松井によれば、「地球は大気・大陸・海などが集まって構成された一つの『システム』で、私たち人間はその構成要素の一つとしての人間圏をつくって生きている」。特に、地球史の中で重要なエポックが、人類が農耕・牧畜を始めた約一万年前で、これにより生物圏を超脱した「人間圏」が地球の一つの構成要素として成立した。それ以降、グローバルな物質・エネルギー・人間の流れを基盤として、現代の高度文明化社会へと、人間圏は一気に拡大した。

では、その地球システムにおける人間圏の成立とその急激な拡大を支えた要因は何であったのか?

そのことについては、行動生態学の長谷川眞理子(早稲田大学)が述べている論点が興味深い。すなわち、「おばあさん仮説」といわれるもので、「ヒトの女性が自らの繁殖から解放されたあと、おばあさんとしてその知恵と経験を生かして自分の娘や血縁者の子育てを援助することにより、結局は、繁殖成功度を上昇させることができたという仮説」である。[*1] おばあさんの存在に支えられて人口の増えた現生人類が、世界中に勢力を広げたという可能性である。

他方で、人間圏の成立とその拡大を支えたもう一つの決定的に重要な要因が、現生人類の優れた脳であろう。生物は、進化の歴史の中で

*1 小社刊、ウェッジ選書『ヒト、この不思議な生き物はどこから来たのか』(長谷川眞理子編著)を参照。

大脳皮質[*2]を発達させ、ヒトにおいて、さまざまな道具を生み出し、高度な言語を獲得し、さらに推論や抽象的な思考という高度な情報処理能力をも持つに至った。

◉「鉄腕アトム」の七つの偉力

最近、手塚治虫の『鉄腕アトム』がリバイバルされ話題を集めている。ちなみに鉄腕アトムの物語中での誕生日は、二〇〇三年四月七日であった。私たちの世代は子供の頃ちょうど『鉄腕アトム』をリアルタイムで見ていた世代で、その影響からか、現在ロボットの研究・開発に情熱を燃やしているエンジニアや工学者は、私たちの世代が多い。

当時、子供たちは「アトムの七つの偉力」に圧倒され、胸をときめかせたものだ。ところが、「七つの偉力」の中には、今思えば実はさほど驚かないものもある（次頁の**図1**）。

たとえば「どんなむずかしい計算でも一秒間でやれる」とあって、今のコンピュータにとっては全然むずかしくない計算が例示されてい

＊2　大脳皮質
脳の中で最も高次の機能を担うと考えられている脳表面の部位。魚類と両生類では、生きていくのに必要な本能や感情をつかさどる大脳辺縁系、つまり「古皮質」しか持たず、爬虫類でわずかに「新皮質」の出現が認められる。鳥類や哺乳類では新皮質が発達するが、霊長類ではさらに発達して連合野が現れ、高度な認知や行動の能力が実現された。ヒトでは、新皮質が大脳皮質の九〇パーセント以上を占める。

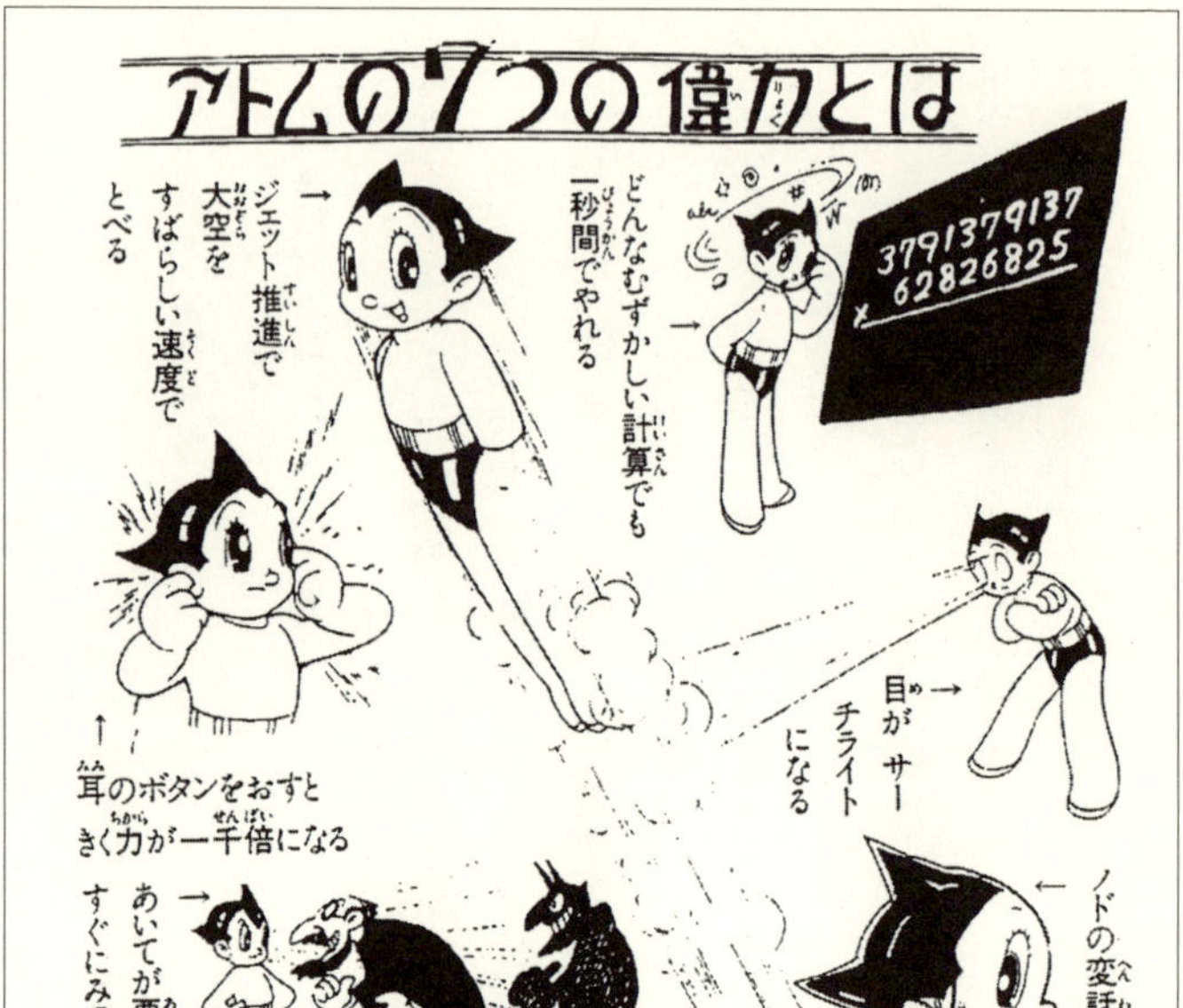
アトムの7つの偉《い》力《りょく》とは
ジェット推進《すいしん》で大空《おおぞら》をすばらしい速度《そくど》でとべる
どんなむずかしい計算《けいさん》でも一秒間《びょうかん》でやれる
3791379137
62826825
目《め》がサーチライトになる
耳《みみ》のボタンをおすときく力《ちから》が一千倍《せんばい》になる
ノドの変話器《へんわき》のおかげで 六十カ国語《こくご》を自由《じゆう》に はなせる
あいてが悪人《あくにん》か よい人間《にんげん》かすぐにみつけられる
うでの力《ちから》は十万馬力《まんばりき》で おもいものでもこのとおりです

©手塚プロダクション

図1

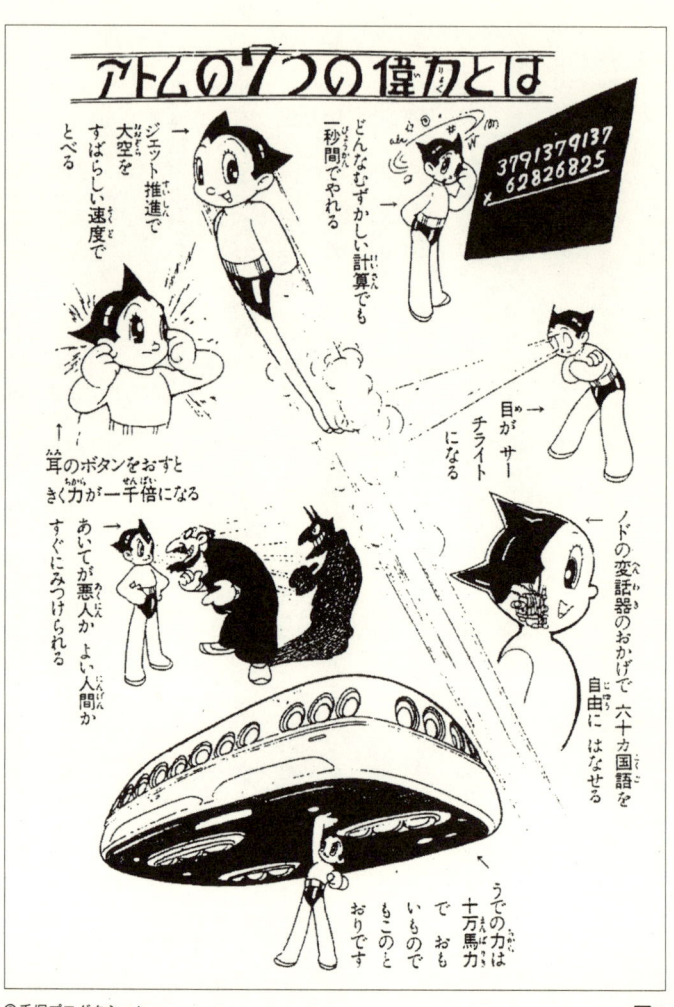

る。あとは空を飛ぶとか、聴力が一〇〇〇倍になるとか、目がサーチライトになるとか、二一世紀の科学技術として考えたとき、いずれも驚愕するほどのインパクトはないようにも思える。

六〇カ国語を話すのは相当むずかしいが、英語への翻訳プログラムではかなり高度なものができているし、一〇万馬力かどうかは別にして、重いものを持ち上げるのも今や容易である。

アトムの偉力のうちで、どうしても最後に残るのは、「あいてが悪人かよい人間かすぐにみつけられる」能力だ。これは人間にとってもむずかしく、ましてや機械化の糸口すらつかめていない研究課題である。このような脳の高次機能に関係する能力が、最も実現が困難な問題として残されているのである。

◉デジタルコンピュータの限界

二〇世紀の終わり頃から、脳の研究は世界中で非常に活発化した。まず、アメリカでは一九九〇年代を「ザ・ディケイド・オブ・ザ・ブレイン」（脳の一〇年）と位置づけ、多額の予算を集中して研究が大きく進展した。

それに対して日本では、脳生理学の伊藤正男[1]によって「脳の世紀」が提唱され、四つのテーマ、すなわち「脳を知る」「脳を守る」「脳を創る」「脳を育む」に関して多様な研究が現在進行中である（18・19頁の図2）。

私は工学者の立場から、脳を創ることをめざしている。そもそも工学者というものは、実在するものがつくれないはずはない、と思い込む傾向があるが、脳についてもまたしかりである。何といっても、自らの頭の中に厳然と存在しているものなのだから。

私の恩師である甘利俊一[2]が「情報科学とチューリング[3]の呪い」として指摘しているように、現在のコンピュータの基礎をつくったのはチューリング、そしてフォン・ノイマン[4]であった。

実はチューリングとフォン・ノイマンも脳にはたいへん関心を持っていた。

＊1　伊藤正男
いとう・まさお（一九二八〜）。前・理化学研究所脳科学総合研究センター長、現在は特別顧問。日本の脳科学の第一人者。本書に論考と鼎談を収録。巻末のプロフィールも参照。

＊2　甘利俊一
あまり・しゅんいち（一九三六〜）。現在、理化学研究所脳科学総合研究センター長。日本の脳理論の第一人者。本書に論考を収録。巻末のプロフィールも参照。

＊3　アラン・チューリング
Alan Mathison Turing（一九一二〜一九五四）。イギリスの数学者。第二次世界大戦中、政府暗号学校ブレッチリー・パーク（一九三九年九月に招集された）でドイツの暗号エニグマの解読に貢献した。一九四四年に世界初のコンピュータ「コロッサス」をつくり上げた。またその経験

脳内の神経回路網（ニューラル・ネットワーク）を数学的にモデル化した最初の数理モデルは一九四三年のマカロックとピッツのモデル[*5]であったが、あまり知られてはいないものの、チューリング自身もニューラル・ネットワークのモデルを一九四八年という非常に早い時期に考えている。

一方、フォン・ノイマンは現在のプログラム内蔵方式のコンピュータの原理を考えた数理科学者だが、彼自身、脳に関するいくつかの論文を書いている。フォン・ノイマンの重要な関心は、脳を構成する神経細胞ひとつひとつは生もの《なま》（ウェットウェア）の非常にアンリライアブル（信頼性が低い）でノイジーな素子であるにもかかわらず、なぜそれらが集まるとリライアブル（信頼性が高い）な情報処理が可能なシステムができるのか、ということであった。特に彼自身の頭脳は、格別に明晰《めいせき》であった。すなわち、現在のコンピュータの基礎を築いた生みの親たち自らも、ある意味で脳を創ろうとしていたのだといえる。

現在のデジタルコンピュータは、基本的に彼らがつくったシナリオ

から、「機械は考えることができるか」を問うチューリング・テストを考案、人工知能の分野においても理論的な基礎づけを行った。

＊4　ジョン・フォン・ノイマン John von Neumann（一九〇三〜一九五七）。ハンガリーの数学者。現在のほとんどのコンピュータの動作原理である「ストアードプログラム」方式の考案者。A・チューリング、C・シャノンらとともに、コンピュータの基礎を築いた。

＊5　マカロックとピッツのモデル　一九四三年に提案された世界で最初のニューラル・ネットワークの数学モデル。脳の論理処理の側面をモデル化した。

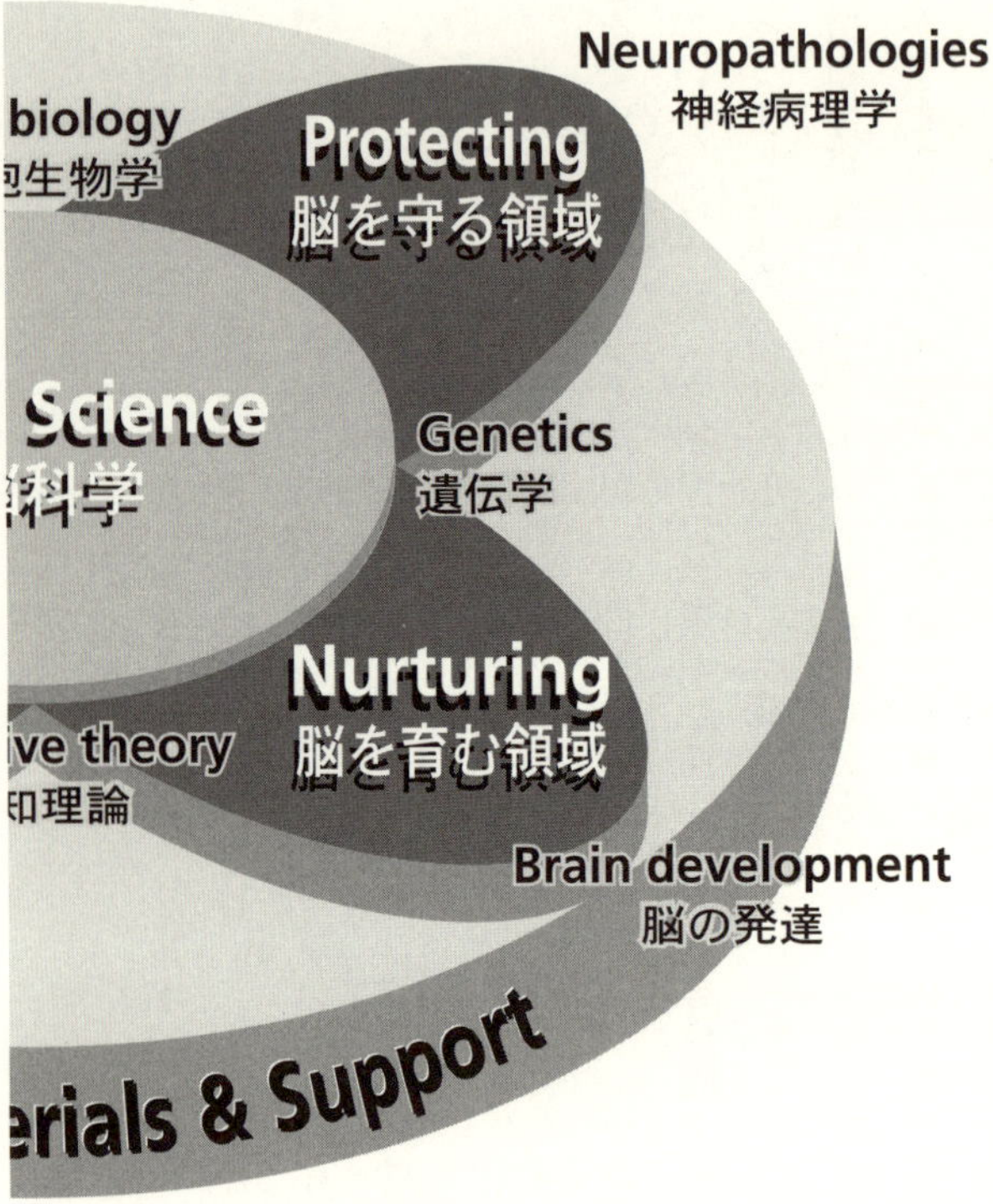
Neuropathologies
神経病理学
biology
生物学
Protecting
脳を守る領域
Science
科学
Genetics
遺伝学
Nurturing
脳を育む領域
ive theory
理論
Brain development
脳の発達
erials & Support

図2

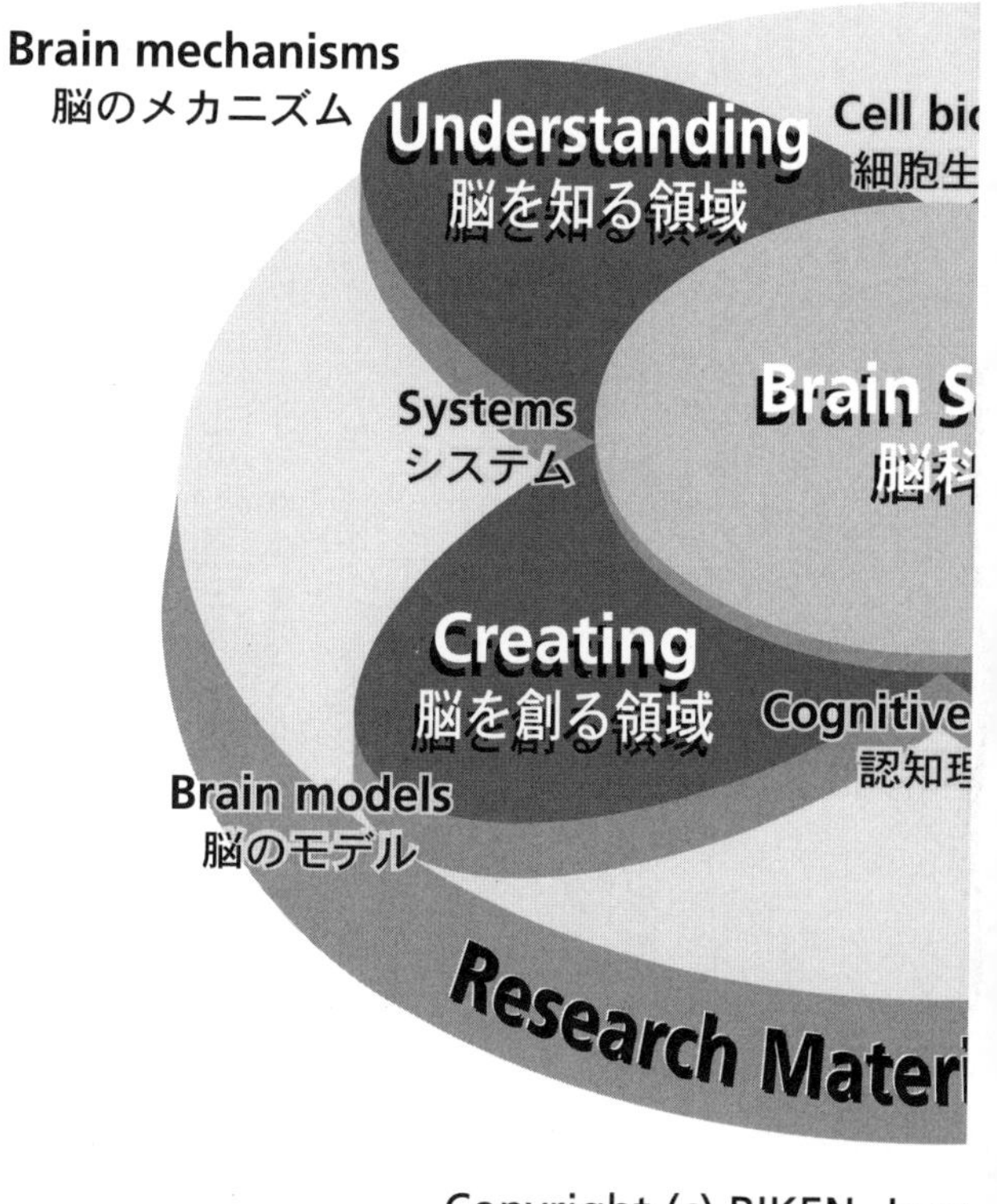
Brain mechanisms
脳のメカニズム
Understanding
脳を知る領域
Cell bio
細胞生
Systems
システム
Brain S
脳科
Creating
脳を創る領域
Cognitive
認知理
Brain models
脳のモデル
Research Materi

に沿ってつくられた。そして、短い期間のうちに非常な勢いで発展して、今日の高度情報化社会を実現したわけである。

しかし、より速くかつより大容量へとコンピュータの能力が急速に進歩するにつれて、逆にデジタルコンピュータでは実現困難な情報処理機能の存在が顕在化することとなった。すなわち、人間の脳では容易に実現されている、画像や音声の意味を理解する能力、自由に言語を操る能力、さらには意識や意思、創造するといった能力は、どうやら現在のデジタルコンピュータの単純な延長上にはなさそうだ……という現代コンピュータ技術の限界が見えてきたのである。

◉神経細胞からの出発

「ＡＩ」（Artificial Intelligence）、すなわち「人工知能」研究は、通常コンピュータベースの知識処理でトップダウンに高次知能の工学的実現をめざすものである。これに対して、現在われわれは「ボトムアップ」の方法論によって、この人工知能のような脳型コンピュータの開発をめざしている。つまり、実際の生物の神経細胞を詳細に調べて、そこからボトムアップに人工知能にまで迫ろうというアプローチである。

脳の計算原理を調べようとするとき、松井が地球を一つのシステムとして捉えたように、脳を一つのシステムとして捉える視点が重要となる。ただしその際、大脳皮質、小脳、脳幹などの大区分で考えることは総合的なシステム論的理解にはたいへん役に立つが、他方でそれだけでは脳の計算原理にまではなかなか到達し得ない。ヒトがある情報処理をしているときには、脳のこの部分とこの部分が活動する、といった大局的なことはわかるが、その計算原理を解明し、工学的に実現するためには、もう少しミクロなレベルで情報処理のメカニズムを捉えるボトムアップな手法がどうしても必要になってくる。

脳は、解剖学的構造としては、たくさんの枝を有する特異な細胞、つまり「神経細胞（ニューロン）」がたくさん集まってネットワークをつくっているものである。このネットワークが前述のように「神経回路網（ニューラル・ネットワーク）」と呼ばれる。神経細胞には電気的な興奮性があり、「軸索《じくさく》」と呼ばれる電気ケーブルを「活動電位」と呼ばれる電気パルスが伝播《でんぱ》するとともに、神経細胞間では化学伝達物質を介して情報が伝達される。すなわち、脳は電気的、そして化学的な情報処理装置なのである。

このように、脳は神経細胞を基本素子として、それがネットワークをつくって動作しているので、その計算原理を探るためには、神経細胞の特性とネットワーク構造の特性の両方を考えなければならない。

驚くべき脳の性質

◉脳は情報をどう表現しているか

ヒトの脳は、一〇〇〇億個にもおよぶ神経細胞からなるネットワークでできている。大脳皮質の一立方ミリメートル中には一〇万個の神経細胞が含まれ、各細胞あたり一万個程度の入力結合（シナプス結合）があって、細胞間をつなぐ結線（軸索）の総長は一〇キロメートルにもおよぶといわれている。このような高密度の集積化が可能なのは、二次元平面上で配線する現在の半導体技術とは異なり、脳は三次元的配線を行うからである。こうして、中枢神経系全体では一〇〇〇億個の神経細胞が一〇〇万キロメートルもの長さの配線により密につながれた複雑なネットワークが形成され、並列・分散的に情報処理が行われている。

脳の情報処理のからくりに関しては、わかっていないことばかりである。たとえば、「脳内で情報がどのようにコード（符号化）され、表現されているのか？」という最も基本的な問題ですら、いまだに脳科学の最大の未解決問題の一つであり、いろんな論争が昔から現在までずっと続いている。このことを簡単に説明しておこう。

前述の「おばあさん仮説」と名称はよく似ているものの、分野も概念もまったく別物なので注意が必要だが、「おばあさん細胞仮説」[*1]という考え方がある。これは、私たちが自分のおばあさんを認識する際、脳の中にその自分のおばあさん専用の神経細胞があって、これが特異

＊1 「おばあさん細胞」仮説「認識ニューロン仮説」ともいう。認識内容に対応する細胞には、「手」の形にのみ反応する「手ニューロン」や、顔に反応する「顔ニューロン」などが実験によって発見されている。

的に反応することがおばあさんの認識に対応する、という仮説である。余談だが、なぜか「おじいさん細胞仮説」とは決して呼ばれない。先ほどの「おばあさん仮説」といい、この世の中ではおじいさんの存在感が薄いのかもしれない。

この仮説に対して、おばあさん細胞のように外界の対象を一対一に選択的に集中表現するのではなく、多数の神経細胞の反応のパターンで分散表現するという考え方を、「パターン表現仮説」と呼ぶ。

情報容量の観点から見ると、理論的には後者に分がある。今、たとえば三万個の神経細胞からなるネットワークを考えよう。おばあさん細胞仮説にしたがえば、このネットワークで表現できる対象は、個々の細胞が別々の対象を表現するとして三万個である。

一方、パターン表現仮説では、神経細胞群の反応パターン全体の総数は、個々の細胞が「反応する」／「反応しない」というたった二つだけのデジタル状態を取るとしても、二の三万乗というまさに天文学的な数となる。二を五〇乗するだけでおよそ一〇〇〇兆になるので、これがどれほど大きな数であるかということが想像できよう。

さらに最近では、各神経細胞が生み出す電気パルスのタイミングや異なる神経細胞間での電気パルスのタイミングの相関などのダイナミズムによって情報がコードされる可能性なども実験的に示唆され、脳の情報コードや表現をめぐる問題は、研究そのものがダイナミカルに発展しつつある。

◉自ら構造を変える脳

このような「並列・分散的な情報処理」に加えて、脳と現在のコンピュータとを対比させたときに、脳固有の非常に重要な性質がもう一つある。それは、学習や自己組織化の能力である。これは、脳という情報処理システムが、外界・環境そしてそれ自身の内部などと相互作用しながら、情報を自らの中に蓄積し、自らの構造を変えていく能力である。

近年、ペット型のロボットや一部の玩具などで、「学習能力」を備えているものがあるが、これらはソフトウェアやメモリで学習を行わせているものである。ところがおもしろいことに、脳はハードウェアレベルで変わっていく。すなわち自らのネットワーク構造を自ら変えていくのである。この性質を、可塑性《かそせい》という。

脳の可塑性を考えるとき、単純だが歴史的に重要な役割を果たした作業仮説に、心理学者のヘブ[*1]によって五〇年以上も前に提案された「ヘブの学習則」モデルがある。これは、簡単にいえば山でけもの道ができる原理のようなものである。あるけものが、自分の住む山中のある経路を通ると、その経路は次に来るときには前よりも少し通りやすくなっている。通りやすくなった所を、どんどんとけもの達が通っていくことで、道が自然にできていく。

「ヘブの学習則」は脳における同様のメカニズムである。つまり、電気パルス信号が脳の中のある経路を通り抜けると、シナプスの学習により、その経路は次のときには信号が前よりも少し伝わりやすくなっている。あたかも、脳の中をたくさんの活動的なけもの達が歩き回る

＊1　ドナルド・ヘブ　Donald Olding Hebb（一九〇四〜一九八五）。カナダの心理学者。一九四九年にシナプスの使用頻度依存的にシナプス伝達が強化されるというモデルを提唱。神経科学の領域から意識の問題にまで切り込み、心理学の理論と実験に新しい扉を開いた。

ように電気パルス達が飛び交っているような光景である。そういう形で、過去の履歴としての情報がネットワーク構造に焼き込まれていく。

実際の生物の脳が可塑性によって賢くなっていくプロセスのメカニズムが実験的に解明され、さらに数理モデル化されれば、それをソフトウェアで再現するというアプローチも可能だし、もう一歩進めてハードウェアで可塑性を実装することも可能となるかもしれない。いずれにしろ、それらを実現するためには、脳をもう一度しっかりと見つめ、脳の可塑性から学ぶ必要がある。そのことによって、新しい学習する脳型のコンピュータが創れるのではないか、というのが「脳を創る」研究のめざす一つの目標なのである。

◉ゲノム研究との重要な関係

脳科学とならんで最近急激に研究が進展しつつあるゲノム科学も、脳と密接な関係がある。

なぜ遺伝子が関係してくるかというと、生物の個体が発生するとき、脳の構造も大まかにできてくるが、それは基本的には遺伝子の発現の結果であり、また成体になったときに脳の可塑性、つまり前述の「ヘブの学習則」のような構造の変化が起きるときには、遺伝子の発現による新たなタンパク質の合成を伴うからである。つまり、脳の学習とか自己組織化といった現象を考えるときには、それを実現しているミクロのプロセスとしてのゲノムの問題を考える必要がある。

さらに逆に、可塑性によって脳のネットワークに変化が起きると、脳の情報処理構造が変わり、そのことがダイナミカルに遺伝子の発現に影響を与えることも考えられる。このように、脳とゲノムは常に相互作用しているわけである。

ヒトゲノムは約三〇億の塩基対《えんきつい》からなっているが、そのシークエンス（DNAの塩基配列）の読み取りはすでにほぼ終わっている。しかし、その機能をどう解明するかということに関しては、まだ長い道のりの途中である。特に最近、多くの研究者が興味を持っているのは、遺伝子群やタンパク質群、さらにはRNA群がネットワークをつくっているという考え方である。

ヒトゲノムの場合には、特定のタンパク質をコードする遺伝子が三万強あるといわれている。大腸菌でも四四〇〇程度の遺伝子を持つことを考えると、これでは少なすぎて心配になってしまうが、この心配は一つの機能が一つの遺伝子のみに還元されるという仮定の下での話であり、脳でいえば、おばあさん細胞仮説に対応する考え方である。つまり、ヒトの遺伝子が三万あり、おばあさん細胞仮説のように各々の遺伝子が一つの機能を要素還元論的に担うとすれば、三万の機能しか実現できない。しかし、脳のパターン表現仮説と同様に、各々の遺伝子がたとえば「発現している」／「発現していない」という二つの状態だけをとるとしても、三万遺伝子群の発現パターンの総数は、前述のように膨大な数となる。

実際、最近の研究によって、個々の遺伝子からメッセンジャーRNA[*1]がつくられ、タンパク質に翻訳されるが、これらのタンパク質は相互に作用するし、さらには他の遺伝子の発現を制御する性質を持つ

＊1　メッセンジャーRNA
messenger RNA
伝令RNA。DNA上の遺伝子情報をもとにタンパク質が合成されるとき、遺伝子が直接に読み出されるわけではなく、いったんコピーをとられた情報が読み出される。このコピーをメッセンジャーRNAという。

「転写因子」というタンパク質を介した遺伝子間の相互作用などによって、遺伝子群やタンパク質群が複雑なネットワークを構成していることが明らかになってきている。さらには、タンパク質をコードせずにRNAをつくるだけの遺伝子もあって、これらのRNA群もさまざまな機能を有しているらしい。ここでも、そういうネットワークの観点で遺伝子の機能の発現を理解することが重要なのである。

ニューロンから脳をのぞく

◉神経細胞のしくみ

さて次に、脳の細部の構造について説明しよう。

神経細胞は、図3のように模式的にあらわすことができる。核などが含まれる本体ともいうべき「細胞体」から伸び出した、多数の枝のような「樹状《じゅじょう》突起」の部分に他の神経細胞から入力信号が加わる。コンピュータと比較したとき、基本素子である神経細胞に入力がたくさ

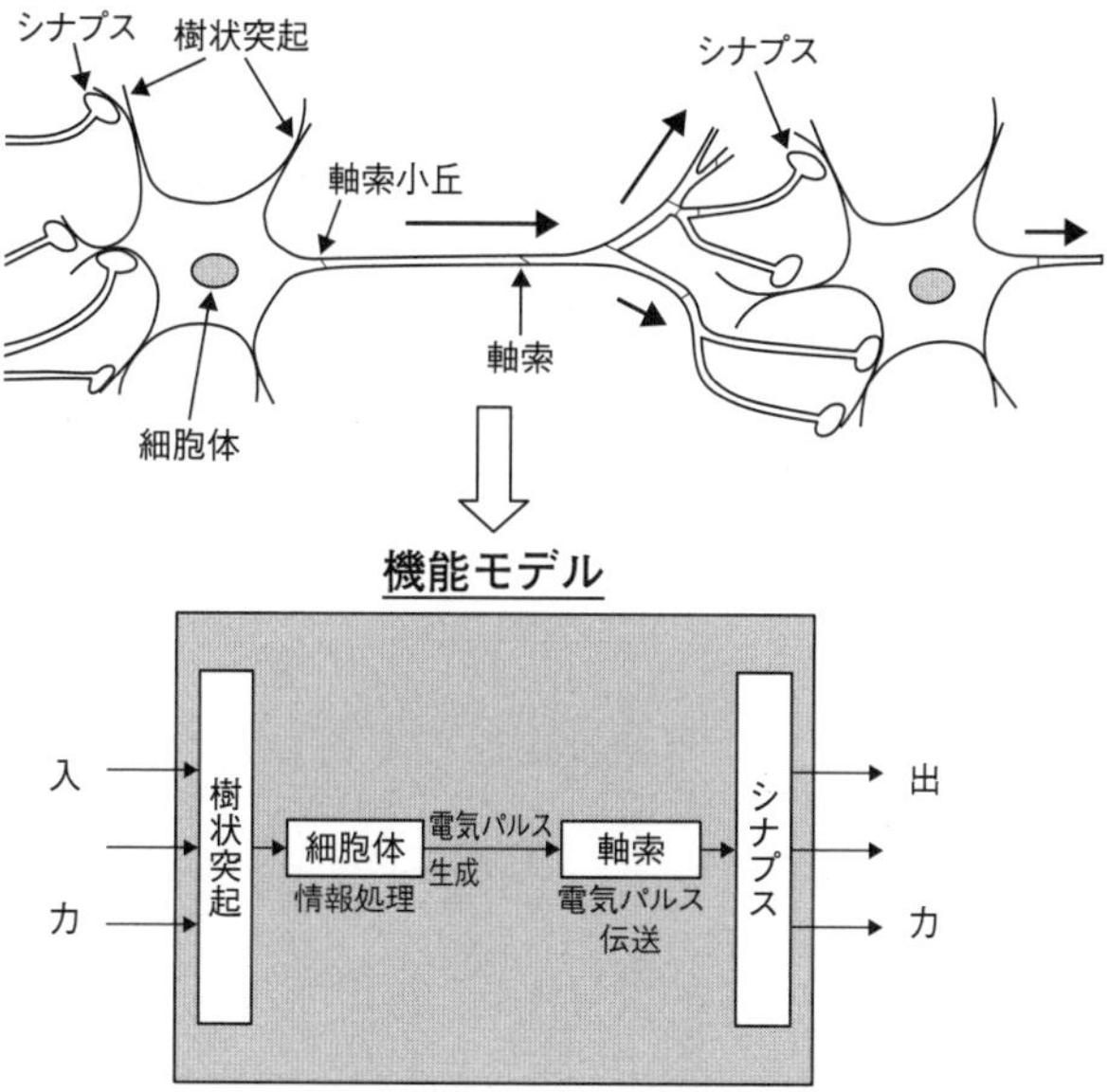
シナプス
樹状突起
軸索小丘
シナプス
軸索
細胞体
機能モデル
入
力
樹状突起
細胞体
情報処理
電気パルス
生成
軸索
電気パルス
伝送
シナプス
出
力

図3

ん入ってくるのが非常に大きな特徴で、大脳皮質の神経細胞の場合、一つの細胞あたりに約一万もの入力が結合する。この結合部分を「シナプス」という。

簡単にいえば、各神経細胞は、その一万の入力の総和を取り、それがあるしきい値[*1]を超えると、「軸索小丘」という長い枝（軸索）の根元の部分で電気パルスがつくられるという一種の多数決的情報処理を行う。脳の中で情報を担っているのがこの「活動電位」と呼ばれる電気パルスである。幅が約一ミリ秒、高さが約一〇〇ミリボルト、そういうパルスが、今この瞬間も、読者の皆さんや私の脳の中を飛び交っているわけである。これが、「ヘブの学習則」で登場した「けもの」に対応する。

このパルスが発生するか否かに関しては、今述べたようにしきい値が存在する。通常、神経細胞の内側の電位は、外側の電位を基準にして、六〇～六五ミリボルト程度、負の状態を保っている（「静止電位」という）。入力信号が加わると、この電位が変化する。電位を上げるよ

＊1　しきい値
閾値（いきち）ともいう。家屋の部屋を仕切る「敷居」が語源。一般に、反応その他の現象を起こさせるために加えなければならない最小のエネルギーや入力の値をいう。

うな入力を「興奮性の入力」、下げる入力を「抑制性の入力」というが、さまざまな興奮性や抑制性の入力が一万のシナプス結合を介して次々に入ってくるというわけだ。

電位が変動しながらこのしきい値を超えると、電気パルスが発生する。このとき一種の多数決的論理がはたらくのだが、「オール・オア・ナッシング（全か無かの）」法則といって、入力の総和がしきい値を超えない限りは、いつまでたってもパルスは出さない。逆に、いったん超えれば、いくら超え方が大きくても同じようなパルスを出す。いわばスイッチのオン・オフのようなものである。

こうしてつくられた電気パルスが軸索小丘から軸索によって末端まで電気的に伝播し、そこにまたシナプス結合があって、次の神経細胞に化学的に信号が伝わる、というしくみになっている。

このニューロンの「多数決的論理」は、選挙にたとえるなら、一万個のシナプスの各々が投票するようなものである。しかしこの場合、通常の選挙と違って各々が持っている票数に格差があり、むしろその格差を積極的に利用している。あるシナプスはたくさん票を持っているが、少ししか票を持たないシナプスもあって、ひとつひとつのシナプスが持っている票数が違うのだ。それが次の神経が興奮するかどうかにかかわってくる。

またおもしろいのがマイナスの票を持っているシナプス、つまり抑制性のシナプス入力の存在である。これらさまざまな正負の票数を有する投票を足し合わせたときに、ある当選ライン、すなわちしきい値を超えると、神経細胞が発火するという論理が神経発火の論理である。

入力信号を受け取るところから他の神経細胞へ出力するところまでが一つの神経細胞の役割である。送り手の細胞と受け手の細胞の間には隙間がある。その隙間の部分では、電気信号はそのままでは伝わらず、いったん化学伝達物質に変換される。化学伝達物質がこの隙間を拡散していき、受け手の細胞に信号が伝わる。つまり前述のように、脳というのは電気的なシステムでもあり、また化学的なシステムでもある。この化学伝達物質に関しても、これまでに多くの研究が行われ

＊1　アセチルコリン
acetylcholine。神経伝達物質として存在が確認された初めてのもの。アルツハイマー病患者の脳では著しく減少することが確認されている。

＊2　グルタミン酸
glutamic acid。アミノ酸の一つで、脳内における興奮性の神経伝達物質。小麦グルテンの加水分解物から初めて発見されたことから、この名がついた。

ていて、興奮性の「アセチルコリン[*1]」、「グルタミン酸[*2]」や、抑制性の[*3]「GABA《ギャバ》」をはじめとして、いろいろな化学伝達物質が同定されている。ただし、システムとしての脳は、コンピュータと違ってたいへん柔軟であり、たとえば、抑制性の伝達物質としてよく知られているGABAが、脳の発達初期、神経障害後、さらには場合によっては成熟期においてすら状態に応じて興奮性に作用することが近年明らかになりつつある。教科書に載っている内容が覆《くつがえ》ることは、生命科学では決して珍しいことではない。

◉ヤリイカの貢献

神経の電気的な信号を伝送する神経軸索の研究に大きく貢献したのが、ヤリイカという生き物（次頁の**図4**）である。ヤリイカは非常に図太い神経軸索を持っている。たとえば読者や私の脳では、軸索の直径は数ミクロンから数十ミクロン程度だが、ヤリイカは直径四〇〇ミクロンから九〇〇ミクロンほどの図太い巨大軸索を二本持っているの

＊3 GABA
γ-aminobutyric acid。γ-アミノ酪酸。神経興奮を抑制する抑制性神経伝達物質の中では、最も多量に存在する。脳の中での働きが鈍ると神経が異常興奮し、けいれんなどの症状を引き起こす。

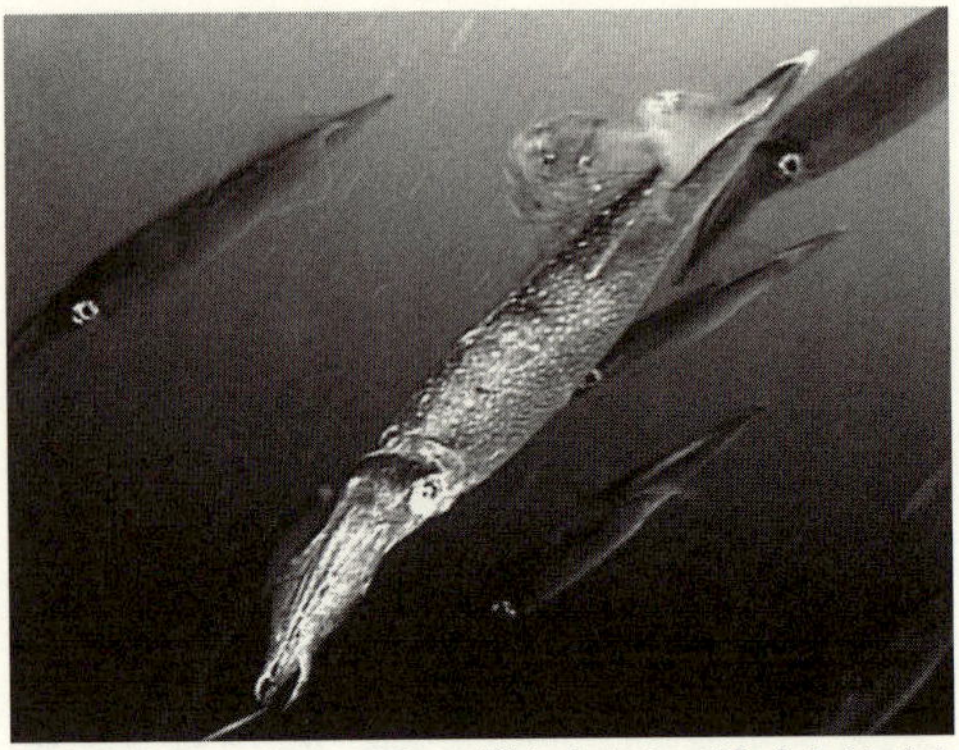

図4　群れをなして泳ぐヤリイカ
（提供：山口明男氏）

だ。

太いため実験しやすいということもあって、昔から研究に使われているのだが、実は一九七〇年代ぐらいまで、世界中の誰もヤリイカを飼育できなかった。「ヤリイカは人工飼育ができない最後の水生動物だ」といわれていたらしい。私の実験の先生である松本元[*1]が世界に先駆けてその飼育に成功して、世界中でヤリイカが飼えるようになった。松本元は残念ながら二〇〇三年三月に逝去されたが、この事績は脳科学においても非常に重要なものと位置づけられている。

＊1　松本元
まつもと・げん（一九四〇～二〇〇三）。元・理化学研究所脳科学総合研究センターグループディレクター、日本生物物理学会会長。ヤリイカを用いた神経細胞の実験は一九四〇年代から英米の研究施設で行われてきたが、イカの水槽内飼育が難しく、実験は困難をともなっていた。一九七〇年代にいたって、松本が世界で初めてヤリイカの人工飼育に成功し、ヤリイカの巨大神経細胞の興奮現象のメカニズムを物理的に解明した。松本は、「ヤリイカが無脊椎動物の中で最もよく進化した生物」で「飼育するとヤリイカが人を見分けてすぐ友達になれることに感動できる」（『イカの春秋』）と書いている。

＊2　アラン・ホジキン
Alan Lloyd Hodgkin（一九一四～一九九八）。イギリスの生理学者。大学在学中より神経の電気生理学的実験に従

この軸索の部分を詳しく見てみると、まず軸索の膜をはさんで、内側と外側でイオン濃度が違うという非平衡《ひへいこう》な系になっている。これが神経細胞の一つの重要な特徴で、外側にナトリウムイオンが多く、内側にカリウムイオンが多い。

　こういう非平衡な場の中で、さらに神経膜にタンパク質、特に重要なものとしてはナトリウムイオンチャネルとカリウムイオンチャネルというタンパク質が埋め込まれていて、これらの活動で前述の電気パルスが生み出される。

　これを電気回路であらわすと、次頁の図5aのようになる。一見、とても単純に見えるが、複雑なのはナトリウム電流とカリウム電流が流れる部分である。ナトリウムの抵抗とカリウムの抵抗が、時間とともに動的に変化する不思議な抵抗になっているのだ。

　この部分を数理モデル化した仕事が、イギリスのホジキン[*2]とハクスリー[*3]の神経方程式である。彼らは一九五二年に図5aの可変抵抗部分の動的変化を説明する微分方程式をつくり、イギリスの『ジャーナル・

事し、一九三九年にはA・ハクスリーとカニの電位の測定を始めた。ヤリイカの巨大神経軸索を材料として、一九四九年に活動電位が細胞膜のイオン透過性の変化によるものとするナトリウム説を提出、一九五二年には数理モデル化して、神経細胞の興奮機構を解明した。一九六三年にJ・エックルス、A・ハクスリーとともにノーベル医学・生理学賞を受賞した。

＊3　アンドルー・ハクスリー　Andrew Fielding Huxley（一九一七〜）。イギリスの生理物理学者。一九六三年にA・ホジキンとの共同研究の成果により、ノーベル医学・生理学賞を受賞。一九六五年以来三度来日し、日本の生理学研究にも大きな影響を与えた。

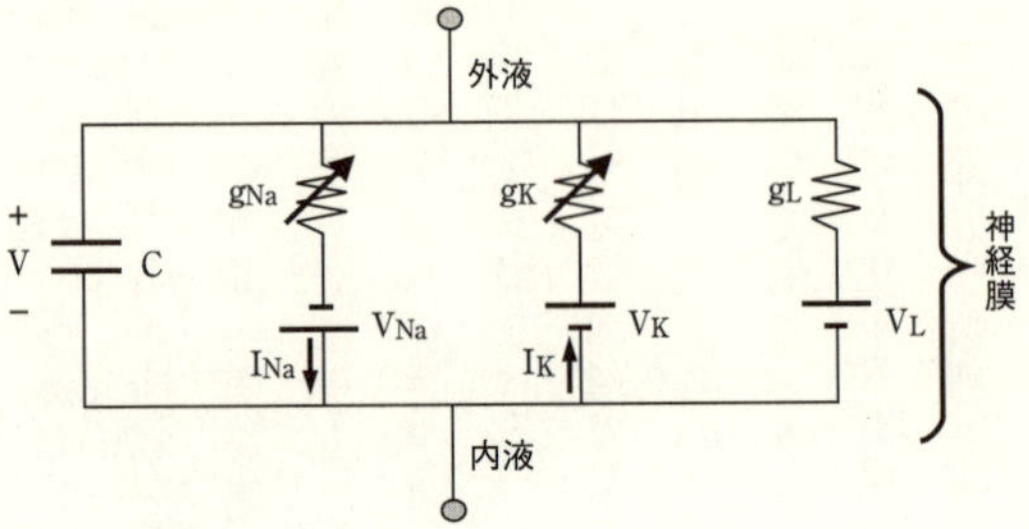

V　：膜電位
gNa：非線形なナトリウムコンダクタンス
gK　：非線形なカリウムコンダクタンス
INa：ナトリウムイオンによる内向きイオン電流
IK　：カリウムイオンによる外向きイオン電流

図5a

オブ・フィジオロジー』（フィジオロジーは「生理学」）に発表した。この業績によって、彼らは一九六三年にノーベル医学・生理学賞を受賞することとなった。この方程式は、神経科学における数理モデルの最も顕著な成功例である。実は彼らの方程式は、ヤリイカの巨大軸索の生理実験データを基にして数学的にモデル化したものである。それ以来、ヤリイカの巨大軸索を使えば理論的研究と実験的研究の両方が可能であるため、ヤリイカ巨大軸索はますます重要な実験材料になっている。その意味でも、松本元の貢献は非常に大きかった。ちなみに、私は大学院生時代に松本元の下でヤリイカ巨大軸索をふんだんに使って、神経応答のカオスを発見することができた。ここでカオスとは、決定論的な法則が不安定で長期予測不可能かつ複雑な振る舞いを生み出す現象の総称である。この神経カオスの発見も、ひとえに松本先生が苦労の末にヤリイカの人工飼育に成功されたおかげである。その後に弟子入りした私は、たいへん幸運であったといえよう。

ただし、最近ではホジキン・ハクスリー方程式自体の価値が低下しているという事実も述べておかなくてはならない。大脳皮質のニューロンを調べると、ホジキンとハクスリーがモデル化したナトリウム、カリウムイオンチャネル以外にも、特性の異なるカリウムイオンチャネル、さらにはさまざまなカルシウムイオンチャネルなどもあり、これらが重要な役割を果たしている可能性が高い。「ヤリイカ巨大神経は特殊な例であって、大脳皮質の高次な機能を担う皮質ニューロンの特性は定性的にも違うのではないか」という議論がある。

◉神経興奮の解明

神経細胞の活動が電気的な現象であるということは、一八世紀から知られ始めていた。以降、長期にわたって神経興奮のからくりをめぐって多くの研究が行われることになる。二〇世紀初めのベルンシュタインらの仮説によると、通常の静止状態ではカリウムコンダクタンス[*1]が非常に大きい。38頁の図5aの電気回路の構造からいえば、他に比べてこのカリウムコンダクタンスが圧倒的に大きければ（すなわちカリウム抵抗が圧倒的に小さければ）、コンデンサ[*2]の両端の電圧は、図5bの左図のようにほぼV_Kがかかり、内側がマイナスになる。これは静止電位にほぼ近い。他方でベルンシュタインは、神経興奮のピークでは膜がブレイクダウンしていると考えた。実際に抵抗を測ると、神経興奮に伴って膜の抵抗が落ちる、すなわちコンダクタンスが増大するので、ブレイクダウン仮説がもっともだと思われた。この仮説では、興奮時には神経膜が電気的にショートの状態になり、外側と内側の電位

＊1　コンダクタンス　conductance。電気伝導係数。電気抵抗の逆数として求められる。これを表す単位のmho（モー）も、電気抵抗の単位ohm（オーム）を逆に綴ったものである。しかし、国際単位系（SI）ではsiemens（ジーメンス）を使うことが推奨されている。

＊2　コンデンサ　condenser,capacitor。電気回路において、電荷（電気エネルギー）を蓄えたり、放出したりする素子。誘電体（絶縁体）を介した二枚の電気伝導体平板で構成され、これに（直流）電圧を加えると電荷が蓄えられる。

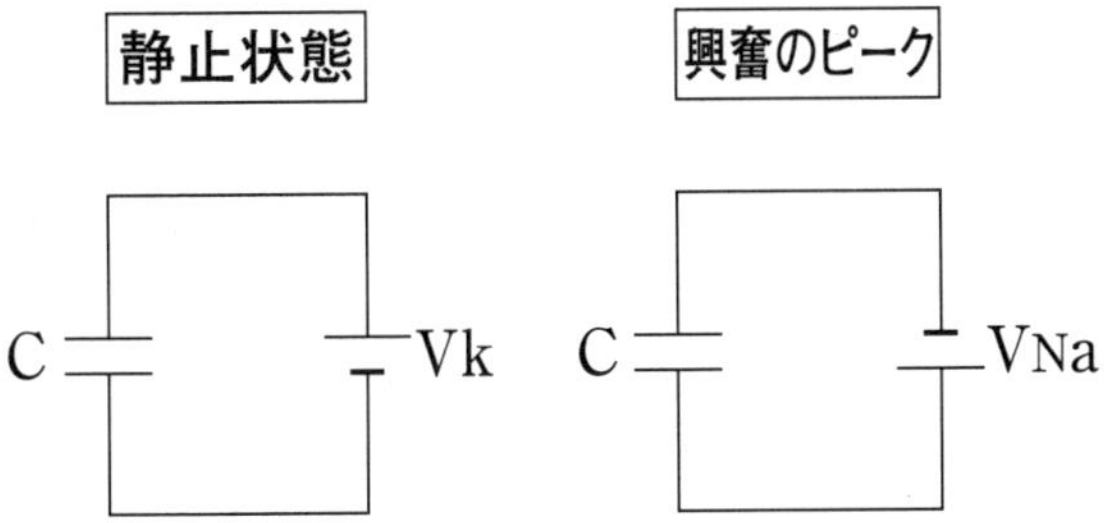

図5b

がほぼ同じになるため、ピークでの電位は〇《ゼロ》ボルトになるはずである。

　ところが前出のホジキンとハクスリーやアメリカのコール[*3]らが実際に計測したところ、この頂点での電位が〇ボルトよりも大きい正の値をとるということを発見し、ブレイクダウン仮説が消えた。そこで議論が再燃したところで、第二次世界大戦となった。当然、このような基礎研究はストップしたが、第二次大戦中における大きな技術的収穫に、フィードバック制御[*4]の進展があった。戦後、このフィードバックの技術が神経膜の研究にもただちに応用された。

　有名なのはコールらがつくった電圧固定システムで、神経膜の電位を任意の値にフィー

＊3　ケネス・コール　Kenneth Stewart Cole（一九〇〇～一九八四）。アメリカの神経生理学者。神経膜研究の体系化に貢献するとともに、電圧固定システムの開発に寄与。ハクスリーは一九九六年にコールの伝記（Biographical Memoirs V.70.The National Academies Press.）を著し、その功績をたたえている。

＊4　フィードバック制御　feedback control。フィードバックによって制御量を目標値と比較し、それらを一致させるように操作量を生成する制御。目標値と結果が一致するまで反復するので、「反省の機能」をもつ制御ともいわれる。

ドバック制御で保つというものである。この電圧固定システムを用いれば、膜電位をいろいろな電圧に保って、並列回路の電流の和を計測することができる。さらにそれをナトリウム電流とカリウム電流に分解したのがホジキンとハクスリーの研究である。この電圧固定手法をコールの下で習得して実験したホジキンがノーベル賞を受賞したことを考えると、基本技術を確立したコールの功績も、たいへん大きかったと思う。

最終的に明らかになったことは、興奮のピークではナトリウムコンダクタンスが圧倒的に大きくなる（すなわちナトリウム抵抗が圧倒的に小さくなる）ため、前頁の**図5b**の右図のようにほぼV_{Na}がコンデンサの両端にかかって、正の電位が発生するということであった。

キーワードはネットワーク

◉神経回路網の基本構造

ここまで神経細胞のことを説明してきたが、脳の中ではこれらの神経細胞が多数集まってネットワークをつくっているわけである。実際の神経回路網のネットワーク構造は非常に複雑なので、その詳細な研究が行われる一方で、理論的に単純化して典型的なネットワークの性質を調べる研究が一九四〇年代から行われている。典型的な基本構造としては、次頁の図6a、6bのような二種類を考える。

一つは図6aの「フィードフォワード構造」である。何らかの入力が入力層に入ってきて、神経細胞群が次の神経細胞群に前向きに信号を伝える。これが何層かあって、最後に出力の層から出力される。これは一種のパターン変換器になっていて、入力のパターンを出力のパターンに変換するという観点で研究が進められている。

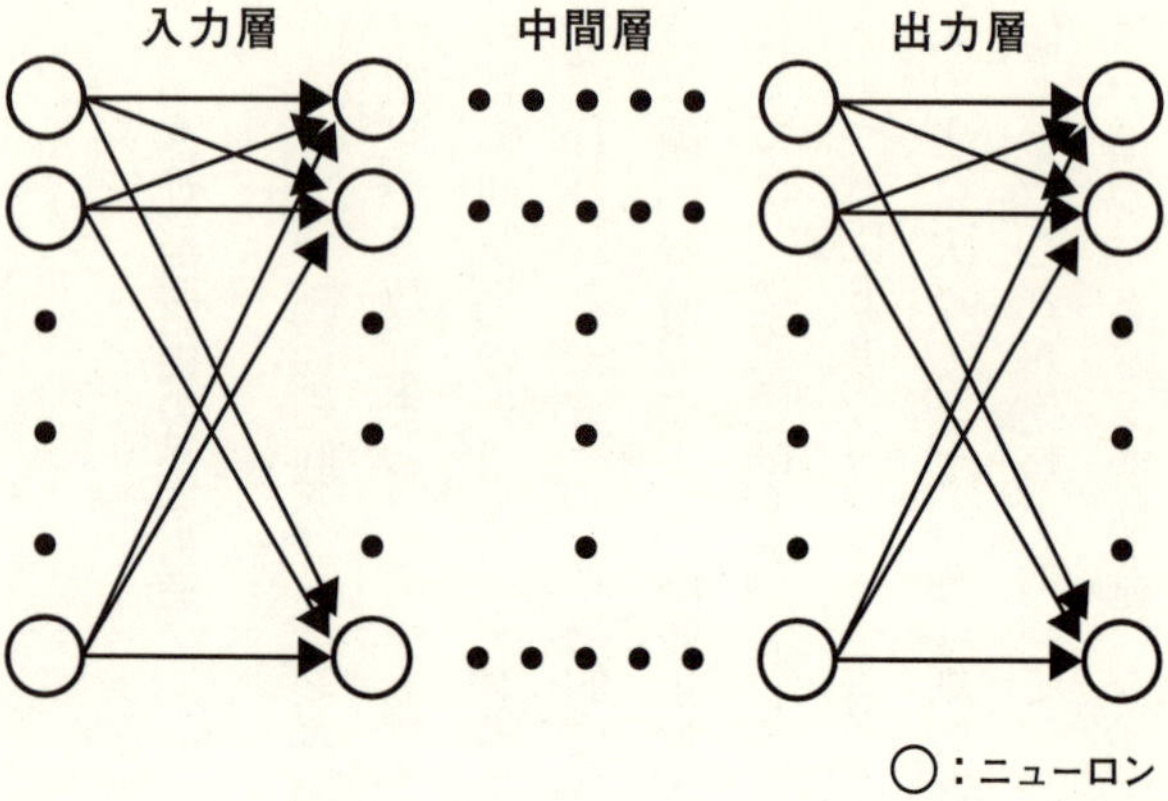

図6a

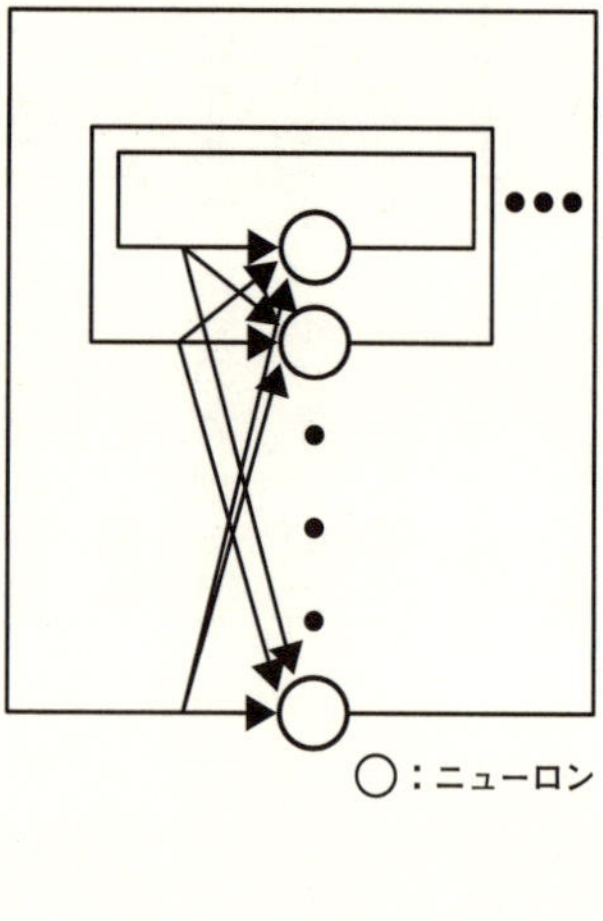

図6b

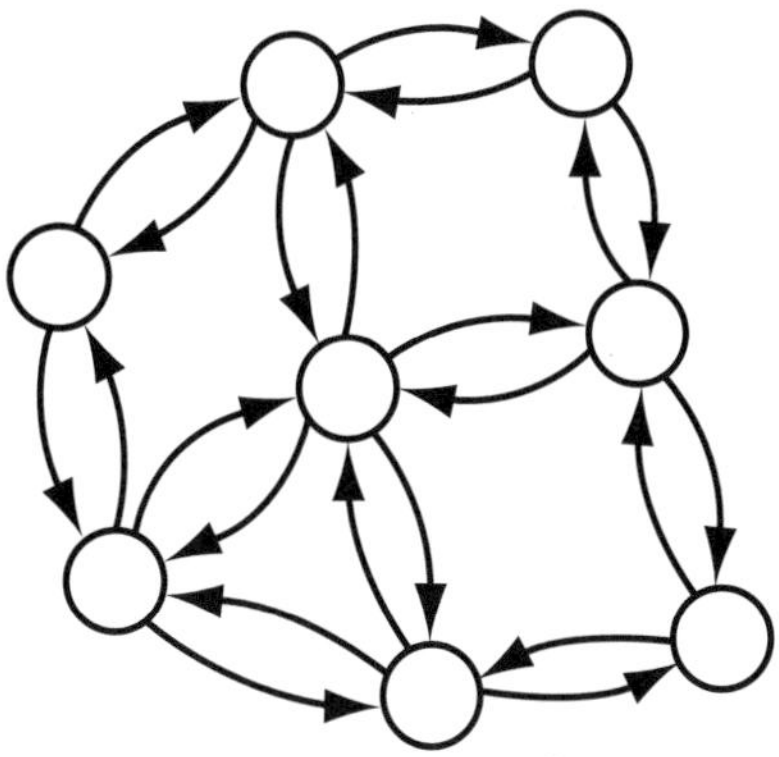

○：ニューロン

図6c

もう一つは図6bの「フィードバック構造」である。単純にいえば、一つの層の神経細胞群の出力がフィードバックして、同じ層の他のいろいろな神経細胞に結合しているという構造のネットワークをいう。これを平面に展開して表現してみると図6cのようになっていて、各神経細胞が相互に結合している構造を持っていることがわかる。

　フィードバック結合があると、神経細胞群の出力がぐるりと回って戻ってきて次の入力となり、その入力に対してまた次の出力パターンが得られる。これは要するにダイナミクス（動力学）を持つということである。言語にしても、いろいろな予測や運動にしても、本質を担うのはダイナミズムであって、それらの実現はフィードフォワードネットワークによる単純な変換だけではだめで、フィードバックネットワークのダイナミクスをどうやって取り込むかという考察をすることになる。これに関しても、さまざまな研究がなされてきている。

コンピュータと脳を比較したとき、どちらも電気信号を用いる情報処理装置であるという共通点はあるが、当然いろんな違いもある。現在のほとんどすべてのコンピュータはデジタルであるが、脳は神経細胞レベルで見ると、実は前述したようなアナログ回路として振る舞っている。ベースにある非線形なアナログ・ダイナミクスが効いているという意味で、脳は一種のアナログシステムという側面が非常に強い。このアナログ性が、神経細胞がカオスを生み出す鍵《かぎ》となっている。

また現在のデジタルコンピュータはクロック信号があって各素子が

同期して動作するが、脳の中には全体の同期をとるような厳密なクロックはないので、非同期な計算をしていることになる。最近ではデジタルコンピュータの世界でも非同期システムの研究が進んできている。というのは、チップのサイズが飛躍的に大きくなり、かつ高速化されてきたためだ。つまり、今日のデジタル集積回路は、そのチップの中の信号の伝播遅延自体が高速化のボトルネックとなるほど高集積化・高速化が進んできたということなのだ。

さらに、デジタルコンピュータにおいては文字どおりデジタル情報を使うため、ノイズは基本的に排除すべき対象なのだが、最近では、生物はむしろノイズを有効に使っているのではないかという説が有力になってきている。最もよく知られているのは確率共振（stochastic resonance）と呼ばれる現象で、外界の弱い信号を検出するときに最適なノイズレベルがある、つまり適度なノイズがあることによって、むしろより感度のいい信号検出ができるという現象である。

◉遺伝子ネットワークについて

よりミクロレベルの生命情報ネットワークである遺伝子ネットワークについても、日夜研究が大きく進展している。たとえばサーカディアンリズム[*1]に関しても多くの研究が活発に行われている。どういう遺伝子が発現し、どういうタンパク質が出てきて、それらが相互作用しあるいは前述の転写因子となって、また他のどの遺伝子の発現を制御するかというネットワーク構造がどんどん明らかになってきているのだ。こうなると、その数理モデルをつくるという研究にフェーズが移ることになる。

ただ遺伝子ネットワークの数学モデル研究でやっかいなのは、あるモデルをつくっても、毎月のように『ネイチャー』誌や『サイエンス』誌などにさらに別の遺伝子が関与しているといった新たな報告がなされたりするために、実験研究に忠実に合わせようとすると、そのつどその変数をつけ加えてモデルを修正しなければならないことだ。現在

＊1　サーカディアン・リズム circadian rhythm。概日周期性。生物にみられる約二四時間周期のさまざまなリズム。体内時計ともいう。サーカディアンとは、ラテン語のcirca（およそ）とdi（一日）を合成してできた用語。

そのような実験研究の急速な発展段階にあるので、われわれはそういった実際の事象との対応が詳細につくような定量的モデルづくりをいったん置いて、抽象的に数理構造のみを抜き出して議論をしている。たとえばサーカディアンリズムならば、ほぼ一日の周期の発振が起きるわけであるから、そういったリズムを生成する発振現象が安定にかつロバスト（頑健）に起きるようなネットワーク構造はどういうものであるか？　といった本質を抽出した定性的な理論の構築である。

最近のゲノム科学のおもしろい研究としては、私の友人でもあるボストン大学のジム・コリンズによる人工的な遺伝子ネットワークをつくる研究がある。実際の三万の遺伝子からなるネットワークだと、相互作用が非常に複雑にからみあって理解がむずかしいので、単純化して、たった二個の遺伝子が相互作用している状況でその動作を調べた研究である。

大腸菌のプラスミドというリング状の小さなＤＮＡ分子を用いて、適当な遺伝子を組み込む。たとえば、二つの遺伝子が相互に他の遺伝子の発現を抑制するネットワークを人工的につくることができる。

これは一種のスイッチで、一方の遺伝子がオンになると、他方はオフになる。ところが外部から刺激を加えて、オフだったほうをオンにすると、相互に相手の遺伝子発現を抑えようとするため、こんどははじめオンであった遺伝子の発現が抑制されてオフになる。こういう遺伝子レベルのスイッチを実際につくることができるため、理論だけではなく実験的に観測することができる。

図示してみよう。横軸に外部から加える刺激を取り、縦軸にある一つの遺伝子の発現量を取ると、図7のような構造になる。下と上の実線で表した状態が安定で、真ん中の破線で表した状態は不安定である。たとえば図7左下のオフの状態から始めて、外部から刺激が入ってくると、点αの手前まではオフだが、点αでオン状態へとジャンプしてスイッチオンになる。次にこの状態で刺激を下げると、こんどは上の安定オン状態にいるため、点βの手前までオンを保ち、点βでオフ状態へとジャンプしてスイッチオフになる。すなわち、[*1]ヒステリシス現

＊1　ヒステリシス　hysteresis。一般に、物質や系の状態がそれまでの経過に依存すること。履歴現象。図7の例だと、横軸の刺激の量がβとαの間にあるとき、発現量がオン状態にあるかオフ状態にあるかは、それ以前にどちらの状態にあったかに依存して決まる。

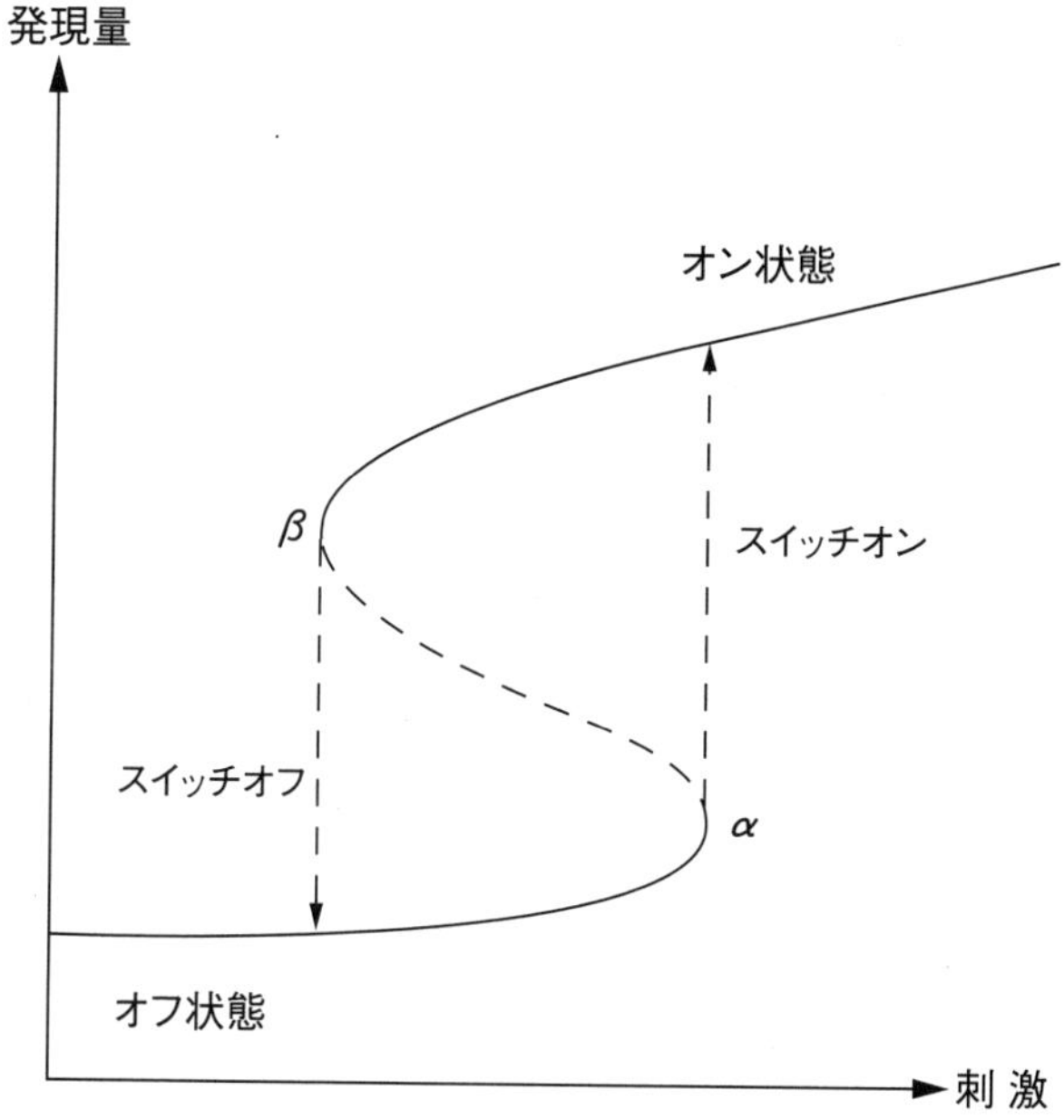

図7

象を生じる。

これは安定なスイッチとして有用なものになりそうだ。たとえば遺伝子治療を行うときに、現在は薬を投与して導入した遺伝子の発現をコントロールしているが、薬を長期間にわたって投与しつづけなければならないので、副作用の問題を生じるし、また巧妙な調節もむずかしい。もし前述のようなスイッチを内部に組み込むことができれば、いったん薬を投与してオンにすればヒステリシスのおかげで少ない刺激量でもそのオン状態を安定に維持できる信頼性の高い遺伝子スイッチが実現されるので、将来的には遺伝子治療などにも大きく貢献するのではないかと期待されているらしい。

その他に、発振器などもつくることができる。三つの遺伝子をリング状にならべ、順番に隣の遺伝子を抑制するとする。このような三つの遺伝子が順に抑制するシステムをつくると、発振が起きる。つまり、三万変数の遺伝子・タンパク質ネットワークそのものを調べるのは大変だが、その部品として小規模なネットワークを考えたときに、それがどういう機能を持ち得るかということに関してはかなり研究が進んでいるのだ。今後のこの分野の研究はますます進展を続けることだろう。

◉エルデシュ・ナンバー

こういった生命情報ネットワークをはじめとして、一般的に種々のネットワークを考える上で非常に重要な概念になってきているのが、「スモール・ワールド（小さな世界）・ネットワーク」というモデルである。実はこの概念は、社会学などではよく知られている。どういうことかというと、任意の二人を選んで、その関係を調べたとき、「友だちの友だちのそのまた友だち」といった形で友だちの輪をつなげていくと、大体五〜六人程度を介して二人が連結するという特性があるという。はじめて会った人と話しているうちに共通の友人の存在がわかり、「世の中、結構狭いですね」というよくある現象である。

このことに関連して数学の世界で有名なのは「エルデシュ・ナンバ

ー」というものである。エルデシュ[*1]とはハンガリーの著名な数学者である。エルデシュには放浪癖があって、生涯、決まった家も定職も持たずに、世界中を遍歴しながら、さまざまな研究者と共著のすばらしい論文を多数書いたという。

エルデシュ・ナンバーというのは、彼と共同研究をした数学者たちが、彼に対する敬意とユーモアでつくったものである。

エルデシュと共同研究の共著論文を書くと、エルデシュ・ナンバー「1」をもらえる。その共著者と共同研究の共著論文を書くとエルデシュ・ナンバー「2」をもらえる。そうして数えていくと、世界中の主な数学者の多くは、小さなエルデシュ・ナンバーを持つという。

数学者だけではなく、アインシュタインのエルデシュ・ナンバーは「2」、同じくノーベル賞を受賞した分子生物学者のワトソン[*2]が「5」となっている。ちなみに、私のエルデシュ・ナンバーは「3」である。すると私の学生たちは私と論文を書くとエルデシュ・ナンバー「4」になるので、みなはりきっている。

＊1　ポール・エルデシュ　Paul Erdos（一九一三〜一九九六）。ハンガリーの数学者。数論、組合せ論、グラフ理論において大きな業績を残した。よく知られたものに、素数定理の初等的な証明がある。世界中を飛び回りながら一日に一九時間も数学の研究をし、八三歳で亡くなるまでに一五〇〇本もの論文を発表した。

＊2　ジェームズ・ワトソン　James Deway Watson（一九二八〜）。アメリカの分子生物学者。一九五三年にF・クリックと共同研究で遺伝子DNAの二重らせんモデル「ワトソン・クリック理論」を発表、遺伝物質の複製のしくみを解明した。この業績により、F・クリック、M・ウィルキンズとともに一九六二年ノーベル医学・生理学賞を受賞。

エルデシュには、レーニイ・エントロピーで有名な、同じくハンガリーの数学者レーニイ[*3]と、ネットワーク理論に関する共著の論文がある。後述するが、おもしろいことにこの論文は、「ランダム・ネットワーク」というネットワーク理論の基礎になったものである。ノード（節点・頂点）がたくさんあって、ランダムにある確率でノードとノードの間がリンクされたときに、いったいネットワークとしてどういう性質を持つのか……といった議論であり、たとえばこれらのノードを人だとすると、そのリンクは友人関係だったり共著者関係だったりする。人のネットワーク構造に関していえば、ハリウッド[*4]の映画俳優がよく調べられているが、俳優をノードとして、共演すると線で結ぶ、という方法で表されるわけである。ともあれ、レーニイのエルデシュ・ナンバーは「1」である。

そのレーニイには、伊藤正男とも共著があるハンガリーの解剖学者センタゴタイと共著がある。したがって、センタゴタイのエルデシュ・ナンバーは「2」である。そして、エルディーという、やはりハ

＊3　アルフレッド・レーニイ Alfred A.Renyi（一九二一～一九七〇）。ハンガリーの数学者。苦難の人生を経て、整数論、グラフ理論、確率論などにおいて多くの業績を上げた。「レーニイ・エントロピー」などにその名を残している。

＊4　ハリウッドの映画俳優の共演関係は、バージニア大学の研究グループが調べた「ケビン・ベーコン数」として知られる。ハリウッドの俳優／女優約二二万五〇〇〇人のベーコン数平均は二・八六とされる。

ンガリーの脳科学者がセンタゴタイと共著論文を書いているので「3」である。私の友人である数学者の津田一郎[*1]がエルディーと論文を書いているから「4」、津田と共著論文を書いている私はこのルートでは「5」になる。こうして研究者の連鎖が続いていくのである。

◉複雑ネットワークの特徴づけ

さて、エルデシュとレーニイはランダムにノードとノードをつなぐランダム・ネットワークの議論をしたが、前述したように、それを変形したスモール・ワールド・ネットワークの概念が現在大きな注目を集めている。これらのネットワーク構造を数理的に特徴づけるものとして二つの量を考える。

一つはキャラクタリスティック・パス・レングス（characteristic path length　以下「L」という）というものだが、二つのノードを取ったときに、平均して最短でいくつのリンクで結ばれているかを表す数である。たとえば、ある二人を選んだときにその間に五人の友人を介して

＊1　津田一郎
つだ・いちろう（一九五三〜）。現在、北海道大学大学院教授。複雑系脳理論に関して先駆的な研究を続けてきている。京都産業大学の藤井宏、玉川大学の塚田稔、岡山大学の奈良重俊、そして津田と合原の五人は、脳科学の世界では「五人組」、海外では「ギャング・オブ・ファイブ」と呼ばれる。現在では脳が動的な情報処理系であることは広く認められているが、この五人がそのことを唱え始めた頃は、確かに異端であった。

つながる場合は、そのパス・レングスは六となる。つまり、何人の友人の連鎖を介してそこまで到達できるかということである。

もう一つはクラスタリング・コーエフィシェント（clustering coefficient 以下「C」という）といって、これはある一個のノードの周囲が平均してどの程度相互につながっているかという概念である。たとえば今考えているノードとつながっているノードが四個あるとする。この四個のノードの間に、可能性としてはリンクは六個あり得る。一般に、k個の近傍《きんぼう》のノードがあれば、それらの間には$_kC_2$個のリンクの可能性があるが、その中で実際にリンクしている数を数えて、その比を取る。これはある人の友人たちを考えたときに、その友人たちがお互いに友人かどうかという尺度になる。

このLとCの二つの尺度を用いてネットワークを解析するのだが、世の中のさまざまなネットワークを調べてみると、先ほどのハリウッドの映画俳優の例や研究者の共著関係の例などをみても、Lは小さく、Cは大きいという性質を持っているものが多い。

脳に関してよく調べられているのは、シー・エレガンスと呼ばれるあまりエレガントではない線虫という生き物だが、これは神経細胞を三〇二個しか持たないので、すべての構造を調べつくすことができる。この構造を詳しく調べた結果、確かにその神経回路網もLが小さく、Cは大きいということがわかった。

また、アメリカの電力系統に関する調査でも、発電機や変圧器といったノードとその間のリンクについて同様の性質を持っていることがわかっている。つまり多くの実在する複雑ネットワークが、小さなLと大きなCを持つというスモール・ワールド性を有している。

エルデシュとレーニイのランダム・ネットワークでは、通常、ランダムにあちらこちらが結合されるため、任意に二つのノードを取っても、比較的少ないリンクでつながる。しかしながら、近くも遠くも無関係に一定確率でランダムにつなぐため、実はC自身は小さい。したがって、Lも小さいがCも小さいという性質を持つ。

他方で、非常に規則的にノードが並んでいて、各ノードが近傍のノードとのみ密につながっているようなネットワークでは、Cは大きい。要するにローカルには密に結合したコミュニティーが存在するわけである。しかしこの場合は近くにあるもの同士としか結合していないので、遠くのノードと結合しようとすると、多くのリンクを通って行かなければならないので、Lも非常に大きな値になる。

◉スモール・ワールド性とスケール・フリー性

スモール・ワールド・ネットワークのモデルがおもしろいのは、非常に単純な構造ではあるが、実社会に数多くあるネットワークと同様の性質を持つネットワークモデルだという点である。これについては、ワッツとストロガッツが一九九八年に論文を書き、それ以降世界中で爆発的に研究されている。

彼らがつくったスモール・ワールド・ネットワークの例を、次頁の**図8**に示す。まずノードが並んでいるリング状の世界があるとしよう。この各々のノードが、友人関係ネットワークであれば人であったり、

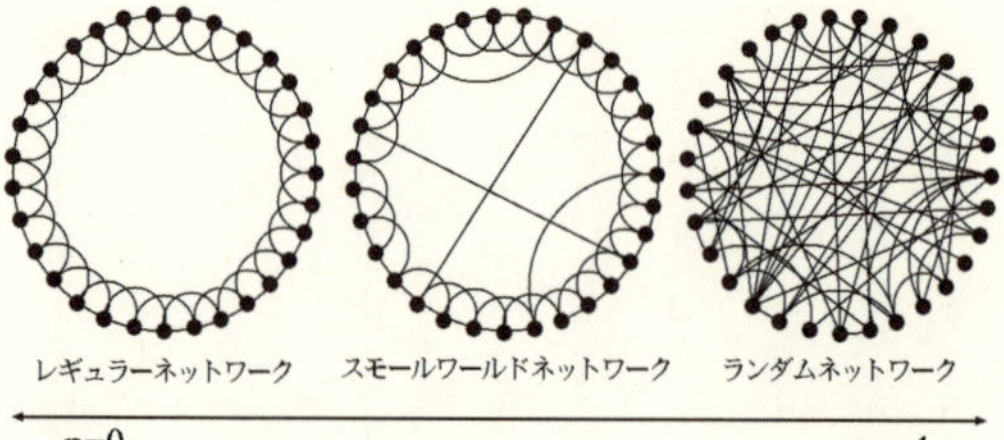

図8

ｗｗｗネットワークであればウェブページであったりするわけである。各ノードは両隣のノードとつながっており、かつ、その一つ先のノードともつながっているという非常にレギュラーな構造を考える。どのノードに関しても、左に二個、右に二個の合計四個とつながっていて、それが全体に一様につながっている。

このネットワークを初期状態として、次のような変形を考える。

すなわち、確率ｐでリンクを外して、他のノードとランダムにつなぎかえる。確率ｐが１であれば、常にランダムにつなぎかえるということになり、結局、最終的にできてくるのはランダム・ネットワークだということになる。また、pが0ならはじめの規則正しく近接接合したレギュラー・ネットワークである。

おもしろいのはpが0と1の間である。このつなぎかえの確率pを0から上げていくと、まず、二つの任意のノードを取ったときに、何個のリンクを介して二つのノードがつながるかという最少リンク数の平均値を取ったLは、あちこちにショートカットができるため、ランダム・ネットワークに近い値に比較的急激に減少する。ところが、前述したC、つまり各ノードの周囲のノード間の相互のつながりをみる値はなかなか減らない。

このLが小さく、Cが大きいという、実社会の複雑なネットワークに近いネットワーク構造を、こういう簡単なモデルでつくることができる。Cの値は大きいので、各ノードは近傍でクラスター、コミュニティーをつくっている。他方で、Lが小さいので、任意の二つのノードを取ったときに、その間は遠くても比較的少ないリンク数で結ばれている。つまり、各々はローカルにコミュニティーを持っており、かつ遠くとも少ないリンク数でつながれている。こういう状態がスモール・ワールド・ネットワークである。

こういう性質があると、ローカルにコミュニティーがあって、かつ遠くとも短い距離で結ばれているので、たとえば各ノードが発振器だと全体の同期が起きやすいなど、さまざまなダイナミカルな性質が生じる。

現在社会的に大きな脅威になっているSARS（重症急性呼吸器症候群）や新型インフルエンザなどの伝播現象は、まさに同様のネットワーク構造の特徴を持つ可能性がある。すなわち各々の感染者の周囲にコミュニティーがあり、かつ感染者が飛行機や電車などで世界の各地に一気に移動し得るわけである。ここで述べたスモール・ワールド・ネットワークの構造によって、感染症が世界に拡がってしまう可能性があることになる。

ただ、スモール・ワールド・ネットワークで取り込めていない性質が一つある。それは「スケール・フリー性」という性質である。たとえばk個のリンクを持っているようなノードの度数分布を考えると、さまざまな複雑なシステムで、kの増加に伴って度数分布がべき（累《るい》乗《じょう》）で減少していく。このような性質を有する複雑ネットワークを、「スケール・フリー・ネットワーク」という。

多くの複雑ネットワークにこの性質があるが、度数分布がべきで減少していくということは、kが非常に大きなノードもかなりの確率で存在し得るということを意味している。だからたとえばwwwにおいて、膨大な数のリンクを有するハブのようなノードも存在するわけである。

このようなハブの存在は、www、俳優の共演関係、論文の共著関係のように空間的な制約を受けないバーチャルなネットワークでは広く見られる。一方、脳は三次元空間内で配線するという点で二次元平面上で配線する現在の半導体技術よりははるかに高密度結合で複雑なネットワークを構成しているが、三次元空間内で軸索ケーブルにより物理的に配線するという意味ではやはり空間的制約が大きいため、高度なハブ、すなわちさまざまな情報を集約するおばあさん細胞のような存在は難しいように思われる。

現代科学の彼方にあるもの

◉脳に目的はあるのか

さて、脳内に存在する膨大な数の神経細胞からなる複雑なネットワークは、どのようなからくりで機能を生み出すのだろうか?

神経回路網理論の分野では、連想記憶などを理論的に実現するためには、望ましいパターンを想起するような構造を設計したうえでネットワークをつくる。単にランダムなものだと、少なくとも工学的に見たときに意味のある情報処理系を実現するようなネットワークはなかなかできない。

前述のスモール・ワールド・ネットワークの構成法は、レギュラー・ネットワーク構造をもとにランダムネスを入れてつくるものだが、これだけではやはり高度な情報処理系はできないと思われる。各神経細胞を同期して発火させるといった程度の低次機能には適したネットワーク構造であるが、それ以上の精緻な情報処理は、おそらくこのような構成方法では無理で、たとえば外界・環境と脳との間の相互作用さらには脳内各部位間の相互作用に依存する学習や自己組織化という可塑《かそ》的ダイナミクスによって、適応的に高度なネットワーク構造が実現されていくのであろう。

また、スモール・ワールド・ネットワーク一個だとあまり高度なことができないが、可能性としては、スモール・ワールド・ネットワークが部品になって、さらにそれらの部品を結合させた多重ネットワークとしてシステムが構成されているということもあり得る。

脳は、神経細胞レベルまで下りて見てみると、基本的には前述したように電気的・化学的回路である。この点では、一種の複雑な物理・化学システムだと思ってかまわない。物理や化学のシステムでも、たとえば空間パターンが生まれたり、リズムが発生したりといった、ある意味でエントロピーが減少するような時空間パターンが創発する、すなわち「秩序が生まれる」ような現象は生じる。しかし、脳はさらに目的を持っているように思える。

この脳が目的を持っているということについては、内観的には多くの人が納得していることだとは思うが、神経回路網の数理モデルで「目的」を議論することは非常に困難である。

ただ、十年前なら考えられなかったことだが、最近、たとえば「意識の数理モデル」の議論も活発に行われている。現在のところ、その成果についてはまだまだ不十分だが、そのような研究の今後の展開は楽しみであるし、私の研究室の大学院生たちもさまざまなアイデアを出している。

◉カオス脳を創る

一般に脳のような複雑なシステムが生み出す機能のからくりを理解するためには、それを創ってみることが重要な方法論となる。「創る」

ことによって「知る」というアプローチである。このような研究手法の著しい成功例は、飛行機であろう。

人類は、たとえば鳥を見て、空を飛ぶことが可能であることを理解したはずである。しかしながら、空を飛ぶ原理を知るためには、飛行機を創ってはくり返すという過程が必要であった。それと同じように、「脳を創る」という研究は、「脳を工学的に創ることによって脳の情報処理原理を知る」という研究でもある。ただし、脳の機能は多様であるため、それを反映して「脳を創る」研究自体も多様である。

たとえばわれわれは、松本元と私が見出したヤリイカ巨大軸索のカオスダイナミクスを基礎として、カオス的な情報処理を行うカオス脳を構築しようとしている。アナログ集積回路の天才である堀尾喜彦[*1]とわれわれが開発した、カオス的な応答特性を有するニューロンモデルであるカオスニューロンをアナログ集積回路で実装したカオスニューロチップを次頁の図9に、カオスニューロンを結合したネットワークのカオス的振る舞いの例を図10、11に示す。このカオス脳によって、

*1　堀尾喜彦
ほりお・よしひこ（一九五九〜）。現在、東京電機大学教授。さまざまな独創的アナログ集積回路を開発してきている。数式さえ渡せば、それを実装する電子回路を生み出してしまう驚くべき才能の持ち主。

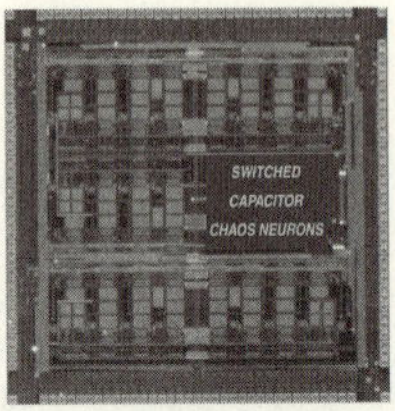

図9
カオスニューロ
チップ

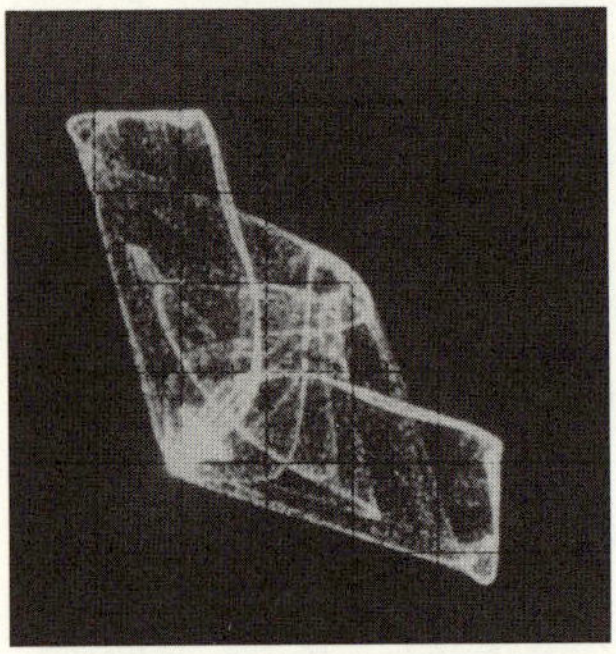

図10
2個のカオスニュー
ロンからなるネット
ワークの振る舞い

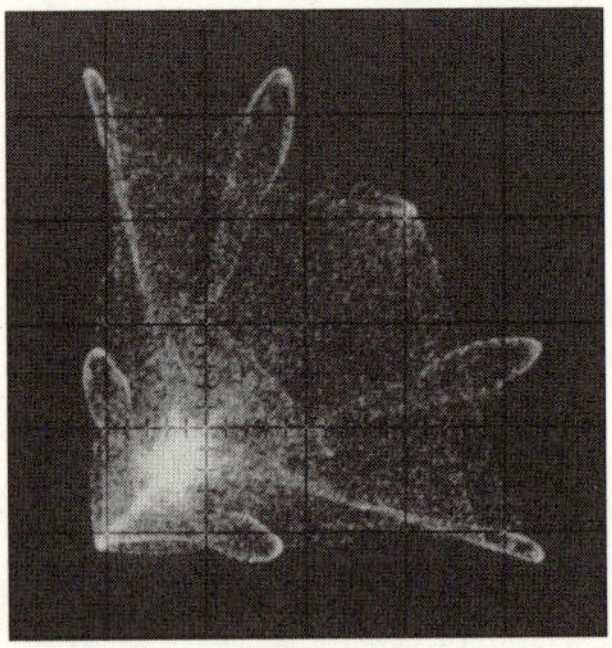

図11
3個のカオスニュー
ロンからなるネット
ワークの振る舞い

次々に記憶を連想したり、たくさんの可能な解の中からよい解を短時間で発見したりするような機能が実現されつつある。

◉科学と禅と

われわれが構築しているカオス脳は次々と記憶を想起する動的な連想記憶能力を有しているが、そもそも実物の脳というのは余計なことばかり考えているように思われる。

現代の人間圏は脳の産物であふれていて、養老孟司[*1]が指摘しているように「脳化現象」としての都市化がどんどん進行している。そしてそこには、脳に縛《しば》られて一喜一憂する人間の姿がある。

私の東大合気道部の同期生に、心理学の博士課程を途中でやめて禅僧になった藤田一照[*2]がいる。彼らはひたすら坐禅を組むのだが、その際「思いの手放《てばな》し」が重要であるという。このことは、内山興正[*3]の『生命の実物――坐禅の実際』(柏樹社)でも詳しく説明されている。

私はちゃんと理解できているわけではないが、簡単に説明してみよう。

*1　養老孟司
ようろう・たけし(一九三七〜)。東京大学名誉教授。解剖学や唯脳論の観点から、社会、文化、学問などのさまざまな問題に対して、本質を見抜いた鋭い発言を続けている。本書に論考を収録。巻末のプロフィールも参照。

*2　藤田一照
ふじた・いっしょう(一九五四〜)。僧侶、ヴァレー禅堂住持。一九八二年に東京大学大学院を中退後、曹洞宗紫竹林安泰寺(兵庫県浜坂町)に入山し得度。八七年にマサチューセッツ州西部にあるヴァレー禅堂の住持として渡米。九五年、ベトナム人禅僧でフランスに亡命したティク・ナット・ハンの日本での通訳をつとめる。内山興正の孫弟子にあたる。

人間が生き物である以上、坐っているときも常に思いや考えを完全に捨て去ることはできない。ただし、「思いが浮かぶ、考えが浮かぶ」ことと「思いを追う、考え事をする」こととは、明確に異なるという。すなわち、思いや考えが浮かんでくること自体は、生きているからしかたがない。ただ、浮かんでくる思いや考えをそれ以上追わずに（思いを追うことは考え事をしていることになる）、常に手放し続けることによって、生命の実物としての自己を保つ、といった修業のように思える。

ちょっと試みてみると実感できるように、脳をそういう状態に維持するのは、困難である。眠るのは簡単だし、思いを追うのもたやすいが、その中間の境界、臨界状態を「思いの手放し」を継続することによって保つのは大変むずかしい。これは、自分自身の軌道が不安定で常にそれから離れようとする性質のあるカオス軌道と極めてよく似ている。ただし、この臨界状態を実現することが坐禅の目的でもないらしい。その状態から常にずれることが生命の本質であり、また、この

＊3　内山興正
うちやま・こうしょう（一九一二〜一九九八）。僧侶。早稲田大学大学院修了後、一九三八年にカトリックの宮崎公教神学校教師となるが、四一年に沢木興道を師として出家得度。京都で托鉢生活に入り、六五年からは安泰寺（京都）の住職として後進の育成と坐禅の普及に努める。門下に外国人も多く、著作は英独仏伊など数ヵ国語に訳されている。一方で折り紙の解説書を数々発表、近代的折り紙の創始者と評される。

臨界状態を実現し得たと思うこと自体が考えを追うことになってすでにその状態から離れているからである。カオスとのアナロジーでいえば、坐禅とは常に目標の状態から離れるという生命固有の不安定な状況下で目標の状態へ軌道を立ち帰る営為を保持しながら生き生きとただ静かに坐っていることのように思える。そして、このようなカオス軌道そのものの安定化は、私たちのカオス工学においてもいまだに未解決のむずかしい問題である。

このように、脳に囚われまいとする人間の極限の修業が、脳化現象や脳科学の発展とは無関係に一部で着実に持続されていることは、たいへん大切なことであるように私は思う。

◉鉄腕アトムの脳をめざして

脳の研究者は、最終的にヒトの脳の不思議を解明したいのである。しかしヒトの脳に電極を刺して計測してみるわけにはいかない。そこで非侵襲な手段を用いて、いかに脳を計測するかという手法の開発も重要な研究テーマとなる。

ポイントは空間分解能と時間分解能の両方なのだが、現在のところ、両方を十分に兼ね備えた技術がない。もしもＭＲＩ（磁気共鳴イメージング）の空間分解能と、ＥＥＧ（脳電図）やＭＥＧ（脳磁図）計測の時間分解能をあわせ持つような計測技術が出てくれれば、脳科学は飛躍的に進展することだろう。

では、仮にそんな装置ができ、さらには仮に一神経細胞レベルでの脳計測が可能になったとして、私たちは即座に脳のからくりがわかるのだろうか。

答えは、「否」である。それはちょうど、情報処理中のコンピュータの各部の電気信号がすべて観測できても、それだけではコンピュータの情報処理原理の理解には直結しないことと同じである。複雑な情報処理システムの解明のむずかしさである。この点で、脳は生物の臓器の中で最も解明がむずかしい臓器なのである。そして、脳の情報処理原理の解明には、その本質を見抜く数理的アプローチが不可欠となる所以でもある。

　脳は、実に深遠な内的宇宙である。われわれは「脳を創ろう」と日夜研究を続けているが、私のそれほどできがいいとも思えない脳ですら、その工学的実現は最先端科学技術のはるか彼方にあるのである。しかし、これこそが人間の脳のすばらしさなのであろう。そして、鉄腕アトムの脳は、今でも私たちの夢であり続けている。

特 別 寄 稿

脳科学の高峰から

理化学研究所脳科学総合研究センター 特別顧問
伊藤正男

理化学研究所脳科学総合研究センター センター長
甘利俊一

東京大学 名誉教授
養老孟司

特別寄稿・1

脳——内なる宇宙

伊藤正男

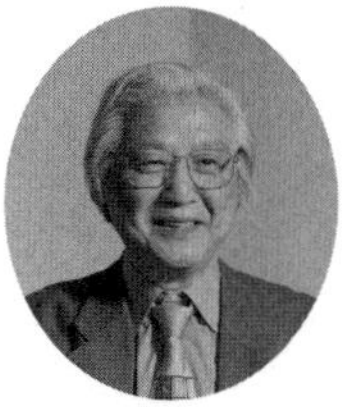

◉システムとしての脳研究

脳をかたちづくる細胞の数は、銀河系の星の数、約二〇〇〇億に迫ると言われています。

また、典型的な複雑系の一つである脳では、それらの膨大な数の要素がお互いに密接な相互作用をしています。その相互作用を介して、単なる線形和ではない新しい働きが次々と生み出されます。それはまるで、ビッグバンによって生まれた宇宙に銀河系ができたり、太陽系ができたりするのと同じような作用に見えます。

過去半世紀の間、脳科学は、ニューロン（神経細胞）やサポーターの役割をするグリア細胞の研究に全力を注いできました。テクノロジーの進歩とともにそれらの研究が大きく進み、脳神経系のいろいろな病気を解決する展望も、一気に開けました。

それに対して、システムとしての脳の理解はあまり進んでいませんが、「脳とは何か」ということを知るには、これは大変重要です。

◉制御装置、調節装置

脳には非常に明確なシステム構造があり、九つのブロックの組み合わせだと考えられます。それらを大別すると、五つのコントローラー（制御装置）とそれを調節する四つのレギュレーター（調節装置）の二種類になります。

五つのコントローラーのうち、もっとも底辺にあるのが「反射」です。人間の体には約一〇〇種類のいろいろな反射があります。光が当たると瞳孔が小さくなったり、膝の下を叩くと足が上がったりするのがよく知られています。

反射をいくつか組み合わせ、もっと複雑な運動をする二番目のシステムを「複合運動」と呼びますが、要は歩いたり、飛んだり、泳いだりという一種のリズム発生器や、視野のどこかにあるものに目を移し、正確に眼窩《がんか》の中心で捉える運動、また咀嚼《そしゃく》運動などが典型的な複合運動だと言えるでしょう。

その上の三番目のシステムが「生得的行動」です。いわば本能行動で、餌を取って食べたり、水を見つけて飲んだり、異性を追いかけたりする動物共通の働きです。これらの行動には、歩き、走り、飛び、そして口で呑み込むといういろんな複合運動が組み込まれており、その上にまた一種の特殊な装置がついています。なかでも特殊なのが脳幹の奥にある「報酬系」と呼ばれるものです。これは行動の結果が満足すべきものか否かを判定して、満足ならそれを繰り返すように働き、不満足ならそこでやめるように働く装置です。

ここまでの三段階は、すべて脊髄と脳幹に中枢があるため、大脳も小脳も必要ありません。したがって、いわばゼンマイ仕掛けの人形のような機械論的な機能なのですが、昔は脳の神秘的な出来事と思われていたことが、すでにこのレベルにおいても実現されているというわけです。現在ロボットはやっとこのあたりまで来ています。

人間も、脊髄・脳幹が機能していれば、意識はなくとも呼吸したり食べることすらできます。これまで脳の複雑な働きだと思っていたことが、実は脊髄・脳幹で起こっているきわめて要素的な出来事なのだということが、最近わかってきました。

その三つの上に、大脳皮質が出てきます。鳥に小さな大脳皮質が現れ、哺乳類では格段に大きくなって、新しい働きが加わります。

最初に付け加わってくるのが「感覚運動機能」で、外から得た情報を脊髄・脳幹よりも精密に分析し、それをもとに非常に複雑なパターンをつくって運動します。

ところがさらに進化すると、大脳の感覚運動野の上に「連合野」というものをつくり出します。人間はこれが大変大きくなり、連合野が脳の大部分のように見えます。大脳皮質で言えば、実に四分の三が連合野ということになります。「ネコの額」と言いますが、これはネコに前頭連合野がほとんどなくてせまいためです。

高次のメンタルな働きは連合野で生まれてきます。その高等で複雑な働きを象徴しているのが言語です。ホモサピエンスがネアンデルタールを含めた他種を圧倒し、地球に君臨するようになったのは、言語と右の利き腕により、道具を使う能力が格段に良かったためだというのが一般的な考え方です。

この大脳連合野が私たちの心や精神を考えるときのもっとも重要な部分であるこ

とは間違いないのですが、これら五つのコントローラーだけではまだロボット的です。

◉さらなる神秘に挑む

脳を生物らしいものにしているのは、四つのレギュレーターです。「睡眠・覚醒」は、高等動物ではエネルギーを補給するだけでなく、頭を休めて情報を整理するという意味が強くなってきます。

「小脳」は脳幹・脊髄の制御装置につながって適応性を与える一方、大脳皮質に対しては、その適応制御系の働きを使って内部モデルをつくることで、運動を学習し熟練することを助ける働きがあります。

「大脳基底核」は、別の意味で脳幹・大脳を助けます。一〇〇〇億の脳細胞がばらばらに信号を出せば、手がつけられなくなりますから、同時多発的に脳の働きが進行しないように制御しています。

「大脳辺縁系」は、脳幹が大脳に付いている付け根の周りを取り囲んでいる大脳の部分で、進化的には非常に古いものです。この部分は前述の「報酬系」の上位構造のような働き、つまり価値判断の切り換えを行います。例えばネズミが水を飲んで、甘かったとします。すると、ネズミは水を見ると飛んで行って飲むようになります。ところが水に塩を入れておくと、それ以上絶対近づかなくなります。

大脳辺縁系の中にある扁桃体《へんとうたい》が萎縮すると、汚いものを汚いと思わなくなったりします。また、扁桃体が傷ついたチンパンジーはヘビを恐れなくなり、逆に噛みついたりします。つまりこの部分には、刺激とそれに対する生物学的な価値判断連合させる働きがあります。

以上のコントローラーとレギュレーターの話は、例えば五階建ての建物に、電気や水道など四つのライフラインが通う様子を想像していただくと、よりわかりやすいかもしれません。

いま私が非常に関心を持っているのは、脳を九つの部分に分解し、それぞれの回路網の構造の違いを理解して、逆にそういう回路やシステムを組み立てることです。それを再構成すれば、感情を持ったり、言葉を喋ったりする夢のようなロボットができるはずです。

しかし、細胞レベルとシステムレベルの研究の統合が難しい部分がまだまだあります。脳という広大な宇宙にこぎだした私たちには、解明すべき実に多くの神秘が待ち受けているのです。

「脳の世紀」が始まった

日本における脳科学研究は、二〇世紀末から大きな進歩を続けてきている。この脳科学発展の推進役を果たしたのが伊藤正男であり、氏の卓越した大局観とリーダーシップなくしては、現在のような脳科学の隆盛はありえなかったはずである。

伊藤正男は、脳科学者として、常識を覆すような数々の大発見を成しとげてきている。たとえば、脳における学習の基礎となるシナプスの可塑性を小脳において実証するとともに、小脳にさまざまな内部モデルが適応的に構築されることによってしなやかな運動制御や思考が実現されるという独創的アイデアを提案した。

現在わが国の脳科学研究は、「脳を知る」、「脳を守る」、「脳を創る」さらには「脳を

育む」の四分野で多彩な展開を見せている。伊藤正男の構想した「脳の世紀」がまさに始まったのである。（合原一幸）

特別寄稿・2

脳を創る——脳の数学は可能か

甘利俊一

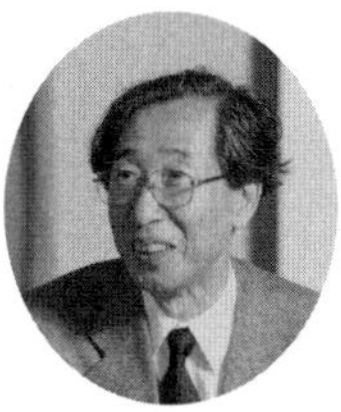

◉脳とコンピュータ

　脳は人間の持つすばらしい器官である。われわれはここでものを考え、情報を記憶し処理し、さらに高次の精神活動を営んでいる。脳はまた、おそろしく複雑なシステムである。それは一〇の一一乗という途方もない数の神経細胞からなり、それぞれが密接に結合している。結合を担う神経線維を伸ばしてつなげてみると、人一人分でなんと地球を何周もする長さになるという。

　では脳はどのようにして情報を保持し処理しているのだろうか。これを現代技術の華、コンピュータと比較してみよう。コンピュータもすばらしい機能を発揮し、現代の情報化文明を支えるおそるべき装置である。しかし、脳に比べればその仕組みは単純である。コンピュータは、情報をすべて「一」と「〇」からなる記号の列に変えて表現する。情報を処理するには、プログラムであらかじめ定められた手順に従って、正確に行う。記憶は記憶装置に番地を決めて、そこに格納される。ただ、ものすごく高速で正確に動作し、記憶容量も大きい。

これに対して、脳の仕組みはまったく異なる。脳では、情報は多数のニューロン（神経細胞）が興奮したりしなかったりという、全体のパターンとして保持される。ニューロン同士の相互作用によって、パターンが変化していく。このダイナミックスが情報処理であり、思考である。コンピュータのような定められたプログラムはないから、いろいろな飛躍発展ができる。記憶はニューロン間の結合の強さとして蓄えられ、こうした相互作用を作り出す源である。だから間接的であり、連想ができて、新しいものを創り出すこともできる。コンピュータとは原理が基本的に異なっている。

◉脳の科学は人間の科学

　脳の仕組みを理解すべく、医学を中心として古くから学問が発展してきた。脳は生物の持つ器官であるから、当然生物学の研究対象である。生物科学は、脳の形態、構造、その要素であるニューロンの働きを調べ、さらにミクロにニューロンの分子の仕組みや遺伝子との関連を調べだした。これが分子生物学である。こうして脳の仕組みが驚くほど詳細にわかりつつある。

　しかし、このようなミクロへミクロへと要素に還元していく手法によって、すべてが明らかにされるわけではない。脳の機能は情報処理である。だからもっとマクロな情報の仕組み、すなわちわれわれが思考し、判断し、決定を下す仕組みを明らかにしなければならない。これは、ミクロな分子だけではどうしようもない全体的なできごとであり、脳の情報科学が求められる。

　さらに人の精神活動、心理や意識、学習、社会的な付き合いなどを議論していくと、これは人間科学になる。現代の脳科学は、生物科学、情報科学、人間科学を総合した新しい科学でなければならない。

　考えてみれば、二〇世紀に科学は驚くべき発展を遂げた。しかし、それは状況を理想化し純化して、そのうえで深く緻密な論理を構築し、その仕組みを暴いていくという還元的な方法をとり、それぞれの個別科学が基となる原理を追求してきたのであった。

二一世紀の科学は、人間にとって大切な、地球、環境、社会、そして人間自身を理解することが求められる。これは個別科学に分解してすむ問題ではない。個別科学は必要であるが、さらにそれらを融合する広い視野と協力が重要になる。脳の科学はその最たるものである。

◉脳の数学理論とは何か

このため、脳の科学を推進するにあたって、「脳を知る」、「脳を守る」、「脳を創る」の三領域が設けられ、さらに「脳を育む」領域がこれに加わって、相互に協力し、融合しながら脳研究を進めていく戦略が立てられた。脳を創る領域の目標は、脳への情報科学からの接近である。脳のような複雑なシステムは、ただ事実を測定してデータを積み重ねるだけで明らかになるわけではない。むしろ脳のような仕方で働くシステムを作ってみて、それが実際にうまく働くことを確認することで、その秘密が解き明かされる。これは「作ることによって知る」という工学の戦略でもある。さらに一歩進んで、ここから脳のようなやり方で動作する工学的な装置、つまり脳型のコンピュータ技術を開発することができる。

では、このようなシステムを作るために、理論家は何をしたらよいのだろう。それは脳の情報原理を明らかにすることである。コンピュータにおいても、それが技術として実現する以前から、数学的な理論が提出されていた。すなわち、情報を記号で表現し、プログラムで処理していく方式にたいする万能性、機械による実現可能性、プログラムの理論とデータベースの理論などである。技術はそれから遅れてやってきたが、急速に熟して今日のコンピュータ時代を迎えた。

しかし、脳の仕組みはコンピュータとは大きく異なる。情報を記号としてではなくて大量のニューロンの上にパターンとして分散して表現し、相互作用のダイナミックスによって問題を解き、番地に頼らない連想が可能な記憶を作り上げ、ニューロンのような不確実に動作をする遅い素子を使いながら、人間のようなすばらしい能力が実現できるのを見ると、いかなる原理がこれを保障しているのかに想いが至る。これを数学的な理論として構築してみたいのである。もちろん、ありあわせの現代数学の理論をただ当てはめることでできるわけではない。そのような新しい数学を作っていかなければいけない。私はこの夢に向かってドン＝キホーテのように槍を振りかざし、進んでいるのである。

◉脳科学の未来

脳の科学は、ここのところ驚くほど急速に進んでいる。ひとつは分子生物学による解明である。脳を作る分子の巧妙な仕組みが次々に明らかになり、遺伝子の働きもわかってきた。一方、脳をシステムとして見る研究では、生物学と情報科学との融合が進みつつある。さらに、脳にかかわる疾患、発達、学習、老化などにも目が向いている。

脳型の技術についてみれば、人工知能やロボット工学が、脳の仕組みを取り入れるべくパラダイムを広げ、いまや大きな学際分野を作ろうとしている。脳の科学はこれからが楽しみなのである。

脳を記述する脳

近代自然科学は、ガリレオやニュートンによるその黎明期から数学を基盤としていた。自然を数学という言葉を用いて記述するという方法論である。この方法論の対象を工学や生命や社会にまで一般化・体系化した学問が「数理工学」である。

甘利俊一は、この数理工学発展の中心的役割をはたしてきた。脳の情報処理原理を数学的にモデル化するとともに、情報の幾何学的構造を解明する「情報幾何学」を創始して、独自の数理情報的世界を構築した。そして甘利俊一は今「脳を創る」研究を先導する。

現代社会を根底で支えるコンピュータも、実はチューリングやフォン・ノイマンといった天才たちの「脳を創る志」から生まれたものである。甘利の独創的頭脳が生み出す脳型情報処理理論は、二一世紀の新しい科学技術を切り拓くとともに、生命知を客観視する新しい観点を与えてくれるに違いない。（合原一幸）

特別寄稿・3

人間の情報化

養老孟司

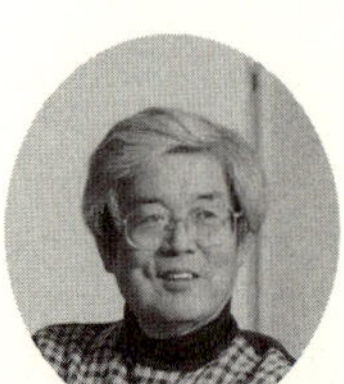

◉誰もが都市化している

その時代に当然であること、それが次の時代には迷妄とされることは、日本史の常である。江戸は封建の世で、明治はそれを弊履《へいり》のごとく捨てた。昭和の前半は軍国主義で、戦後はそれをほとんど犯罪だと考える。

では現代はどうか。科学が進み人智が進んだ。それなら赤ん坊は昔より利口になって生まれてくるか。遺伝子は数千年では変わらない。体の大きさも知能も、昔と同じていどの子どもが生まれてくるだけ。それなら昔もいまも、迷妄の度合いにさした変わりはない。変わりはないと私は思う。

次代の人たちは、現代を指してなんと呼ぶだろうか。「人間の情報化」という迷妄の時代。そう呼ぶかもしれない。

現代は都市化の時代である。世界中が都市化したとも思える。なぜなら世界のできごとを伝えるのはメディアで、メディアは都市の産物だからである。田舎の人たちが集まって新聞記事を毎日書くわけではなく、テレビカメラを回しているわけでもない。それなら世界に存在するのは都市だけ。そう思えて当然であろう。

なかでもわが国はまったく都市化した。全国津々浦々、テレビの入らない家はない。自分は田舎に住んでいる。そう思ったところで、頭のなかは都市化している。都市化とは考え方であり、具体的な生活とかならずしも並行するわけではない。戦後の日本では、経済は高度成長し、平和は維持され、人々の知識は進んだ。それは要するに都市になったということである。

◉「言葉」の固定、「私」の変化

都市とは意識の世界である。意識はヒトの脳が生み出した最高のはたらきだ。多くの人は暗黙のうちにそう考える。その意識は言葉を自由に操るが、動物にはそれができない。遺伝子については、ヒトとほとんど二パーセントも違わないチンパンジーでも、言葉を使うことは極度に困難である。

言葉は情報を記号化したものである。その言葉はじつは固定している。止まっている。しかし現代人はそうは考えない。止まっているのはこの私で、言葉すなわち情報は日替わりだ、と。

話し言葉が止まっているとは、だれも思わないかもしれない。しかしテープレコーダーの登場は、それをきわめて明白にしてしまった。私自身の長話も、テープにとっておけば、いつでも聞くことができる。本人は二度と同じ話ができないにもかかわらず。

昔の人には、むしろそれが当然だった。だからこそ武士の一言であり、綸言汗《りんげん》のごとしだった。ひとたび口にした言葉は、引っ込めることができない。言葉が固定している以上、それは分かり切ったことである。

逆にこの「私」は、たえず変化するものだった。だから頼れるものはむしろ言葉だった。本人の意見はいまは変わったかもしれないが、約束は約束だ。昔なら、それを頼りにしたはずである。現代人はそうは考えない。変わらないのは当の本人だから、言葉は当人に従属する。それなら約束は守らなくていい。口に出してそうはいわない。しかしそう思っているに決まっている。

だから政治家は嘘つきとされるようになった。当選前はただの人で、それが誠心誠意ものをいう。当選すれば先生で、それは別な人である。それがまた、誠心誠意ものをいう。誠心誠意であるほど、前にいったことと違うことをいうはずである。なぜなら、ただの人と先生は、じつは違う人だからである。しかし本人はそれを「同じ私」だと信じて疑わない。だから嘘つきになったのである。

都市社会では、すべては意識的活動に依存する。意識は言葉を扱い、情報を扱う。それらは停止したものである。だから暗黙のうちに、われわれは自分を情報、つまり止まったものと見なすようになる。社会がそれを奨励する。たとえば現代人は名前が一生変わらないのがふつうである。江戸時代なら事情はまったく違う。幼名、元服後、役職に就いた後、隠居後、それぞれ名前が変わっていい。

◉人は情報になった

ヒトがどれだけ情報と見なされるようになったか、医療を見ればよくわかる。医師は検査結果がでない限り、医療行為をまったくしないであろう。検査結果とはなにか。患者の身体を情報化したものである。患者の身体は実体だが、検査結果は数字であり、記号である。つまり情報である。

外来で検査を受ける。それが済んで医師の前に戻ると、検査の結果が一週間後に出ます、という。だから一週間経ったら、また来てください。じゃあ三日目に心筋梗塞で死んだらどうなる。つまり検査結果とは、今日の私の身体を情報化したものである。三日後の私の身体は、極端な場合、似ても似つかぬものに変わっている可能性がある。それが身体つまり自然というものである。

都市社会では、人々は自分自身を情報と見なす。だから個性であり、自己なのである。個性とはなにか。意識に個性があったら、なにが起こるか。自分だけの言葉は他人に通じない。自分だけの感情に他人は共感しない。そんなものにどういう意味があるか。

科学者がきわめて独創的な論文を書く。それをだれも理解しなければ業績にならない。それをひたすら大発見だと主張し、ノーベル賞を寄こせといっても、おそらく精神科に入院するだけであろう。身体はそれとは違う。私の身体は私個人のものであり、それはだれにも譲れない。仮に心臓を譲ってあげたとすると、医師は受取人に免疫抑制剤を一生使うように指示する。身体はだれが教えたわけでもないのに、自分か否か、それを知っている。それを個性という。頭に個性があったら、入院するだけである。

現代では人は情報である。だから「変わらないもの」になった。おかげでさまざまなことを、現代人は理解しない。自分が死ぬことはその典型であろう。「変わらないもの」がどうして「なくなる」のか。ヘラクレイトスは万物流転といった。その言葉は二〇〇〇年来変わらない。ところがヘラクレイトス自身はとうの昔に分子にまで分解している。それをよく考えれば教育問題から環境問題にいたるまで、なにが根本か、わかるはずである。都会は意識つまり心で、田舎は自然つまり身体である。心身ともに健康、それが個人の理想だとすれば、社会も同じであろう。ひたすら都市化する社会、それはほとんどビョーキである。

脳化現象としての人間圏

地球システムにおける人間圏の成立とその急激な発展を支えたひとつの重要な要因は、現生人類の優れた脳である。ヒトの脳は、豊かな大脳皮質で覆われ、言語・推論・思考といったさまざまな高次機能を生み出す。

養老孟司は、脳という器官の法則性に基づいてヒトの活動を全般的に眺める唯脳論の視点から、脳と心、脳と身体、脳と細胞、運動と思考、脳と計算機、意識と無意識、生命と情報、個と普遍、都市と自然等々の広範な問題に関して、独創的な論考を重ねてきている。そして、人間圏の拡張に伴う都市化は、脳の進化過程の自然な帰結である「脳化現象」として明快に特徴づけられる。

現代社会のさまざまな難問の本質を易々と看破し、自然の中で虫を追う養老孟司の心の眼には、人間圏と昆虫圏が織り成す独自の世界像が生き生きととらえられているように思われる。（合原一幸）

第　2　部

DISCUSSION

脳とこころを結ぶもの

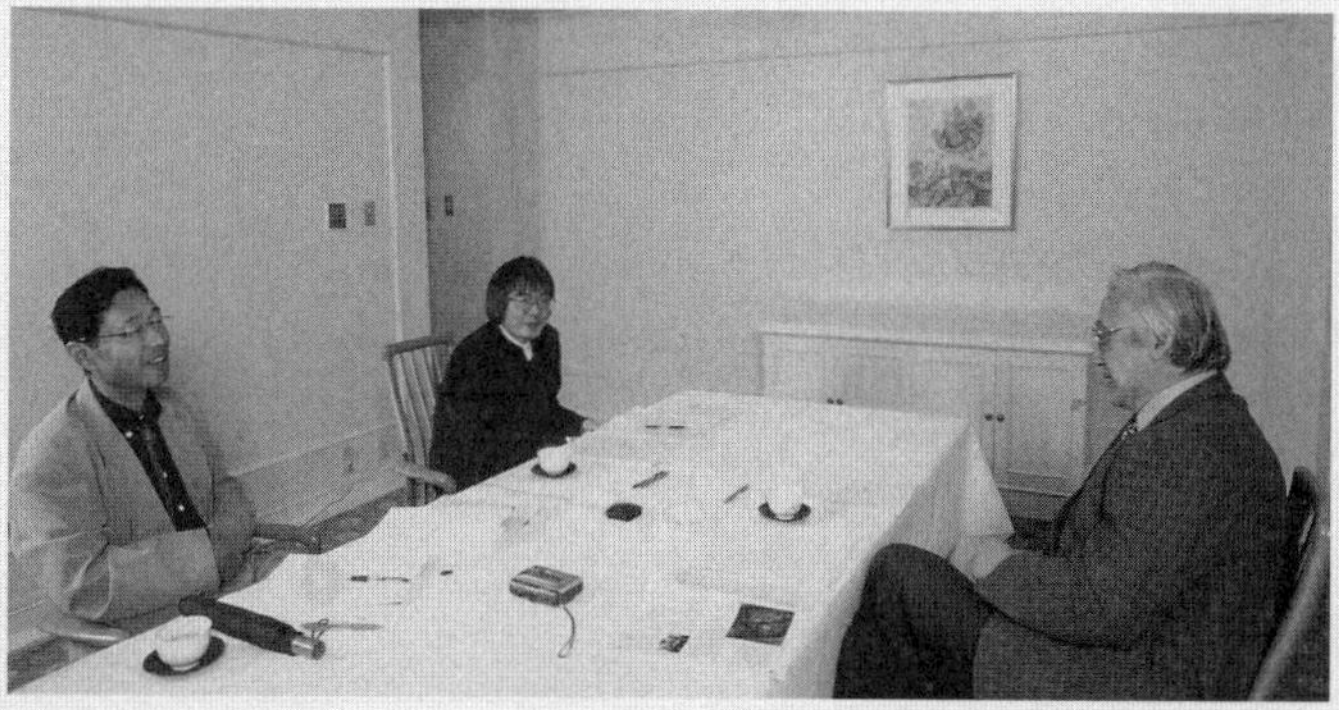

東京大学生産技術研究所 教授
合原一幸
理化学研究所脳科学総合研究センター 特別顧問
伊藤正男
東京大学大学院新領域創成科学研究科 教授
松井孝典

I　ヒトを人間にしたもの

脳の中の内部モデル

松井　最初に、地球学と脳がどう関連するのかについてお話ししなければいけないと思いますので、まず、私自身がなぜ脳に関心があるのかといったあたりからお話ししたいと思います。

われわれ現生人類が、どうして一万年ほど前に、地球システムの構成要素を変え、「人間圏という構成要素をつくって生きる」という生き方を始めたのかというのが、私自身非常に興味のある問題です。

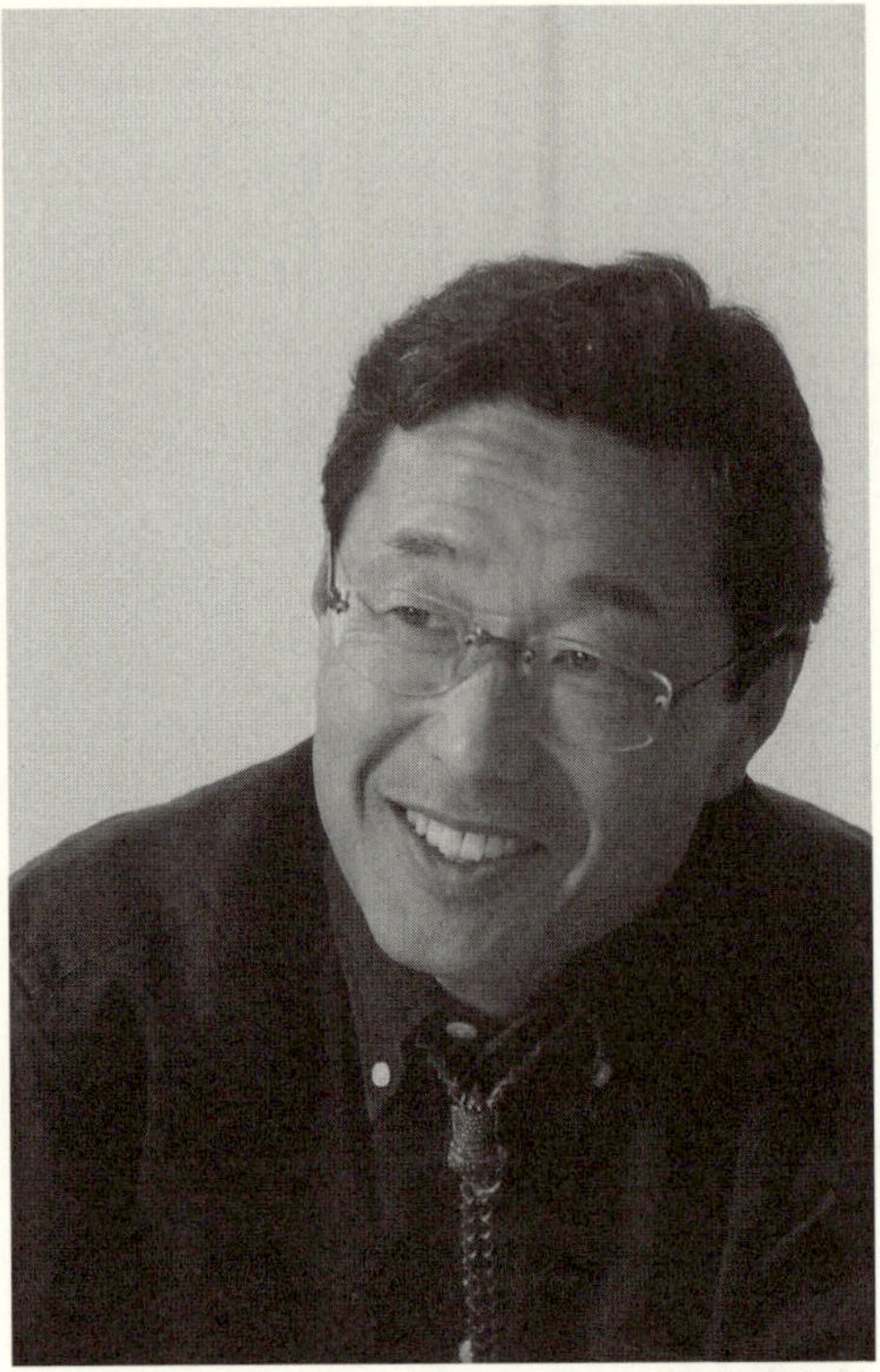
松井 孝典 氏

人間圏という考え方は、農耕牧畜という生き方と狩猟採集という生き方を、地球システム論的に分析して得られる概念で、具体的には地球システムの構成要素の一つです。

なぜ一万年前かといえば、気候システムが大きく変わって、それまでの「氷期」

と呼ばれる気候変動の激しい時代から、「間氷期」と呼ばれる安定な気候状態に入った、それが一つの理由であると考えられます。気候が安定して四季が巡るようになれば、採集していたものを栽培するようになっても不思議はない。

しかし、人類が誕生して七〇〇万年近くになるわけですが、その間にはいくらでも同じような環境はあったはずです。そうすると、なぜ現生人類に至って初めて環境の変化に即して、狩猟採集から農耕牧畜という生き方に転換したのか。狩猟採集という生き方は、生物圏の中の種の一つとして生きているということで、他の動物もしている生き方です。地球システムから見ると、人類という新しい生物種が誕生したとしても、システムとしては何の変化もないわけです。

ところが農耕牧畜は異なる。生物圏から飛び出して新しい構成要素――それを私は「人間圏」と命名しているわけですが――をつくって生き始めることを意味します。どうして現生人類に至ってそうなったのか。つまり、ネアンデルタール人はどうしてそうしなかったのか、あるいはその前の人類は気候システムの安定なときに、どうして同様のことを始めなかったのか、ということを考えなければならない。

で、いろいろな分野の研究者と話をしている中で、現生人類に二つの特徴があるらしいということがわかった。一つは、女性が閉経を過ぎても生き続けているのは現生人類の進化的特徴であると。長谷川眞理子（行動生態学者、早稲田大学政治経済学部）さんが紹介されている、いわゆる「おばあさん仮説」ですね。もう一つはやはり「言語」ではないか、ということで、そのへんから脳の問題が私の頭の中で人間圏とつながってきたわけです。

現生人類がなぜ人間圏をつくったのかと考えると、一つは、おばあさんが誕生して人口増加という問題が起こり、それに対処するために人類が世界中に拡散していった。絶えず食糧問題に直面しているわけで、気候が安定すれば農耕を始めても不思議はない。一ヵ所に定住して人がたくさん住むようになれば、共同体として集団を維持するために言語が必要です。コミュニケーションとしての言語だけではなく抽象的思考も含めてですが。これを、「われわれは何らかの観念や概念を脳の中につくり上げ、これを操る」、あるいは「脳の中に内部モデルをつくる」という伊藤先生の視点にそって考えると、理解しやすい。それはある種の幻想を抱くようなことです。人間が集団として生きるようになると幻想を共有する、すなわち何らかの共同幻想が必要です。共同幻想に基づいていろんな共同体をつくれるわけですね。その結果いろいろな共同体が生まれてきて、その共同体を構成要素とするようなシステムがつくられてくる。これが人間圏の内部システムではないかと捉えると、共同幻想というものが人間圏の問題ともからんでくるんですね。

そうすると、われわれが人間圏をつくって生き始めたもう一つの理由というのは、現生人類が、あるルールのもとに、外界を投影した内部モデルを脳の中につくって、それを共有するという能力を獲得したからではないか。そういうかたちで脳と地球学が結びついてきたわけです。

何歳で他者を理解するか

合原　脳にはきわめて明確なシステム構造があって、五つのコントローラー（制御装置）と四つのレギュレーター（調節装置）で構成され、かつ小脳で内部モデルがつくられる、という伊藤先生の脳の捉え方はすごくわかりやすいですね（本書、伊藤正男「脳――内なる宇宙」参照）。

松井　私も、そういう捉え方をするといろんなことが非常に理解しやすくなるという意味で、たいへんな考え方だと思います。そこでいろいろなところで使わせていただいているんです。情報が脳に入ってきて、それを脳のいろいろなレベルで判断し、調整し、そのいちばん高次のレベルとして大脳皮質でネットワークができあがってと、きわめてわかりやすいですね。

伊藤　脳の働きを考えるとき、制御理論的な考えが本当に頼りになりますね。内部モデルもそういう考え方の一つの産物です。それで、人間のこころの働きにまでこの考えが拡張されるようになってきました。たとえば、他の人を理解する内部モデルが三、四歳でできるといわれるようになりました。

「セオリー・オブ・マインド（心の理論）」課題という、人の身振りを見てその人の心を推測する能力を測る心理テストがあるんです。たとえば配役の子どもがビー玉をカゴに入れるところを観客の子どもに見せておく。その配役の子どもがちょっとよそへ行っている間に、もう一人の配役がそのビー玉を別の箱の中へ隠す。配役の子どもが戻ってきて、「ビー玉はどこ？」と、観客の子どもに問いかける。観客の子どもが三歳以下だと、初めにあったところを指さす。ところが四歳以上になると、隠したほうを指す。見えないけれどもあそこにあるとわかる、というんですね。

セオリー・オブ・マインド課題ができないということは、脳の中に内部モデルがないというのと同じことで、他の子どもの行動の裏にある気持ち、悲しいとか、嬉しいといった感情とか、何を企んでいるかとか、そういうことが理解できない。

合原 他者理解ができない、他人の立場に立った理解ができないということなんですかね。

伊藤 そうです。昔は「変わった子だ」とか「躾《しつけ》の悪い子だ」とかいって済ませていたけれども、やはり一種の発達障害で、脳が発達してくる過程にうまくいかないところがあるんですよ。だいたいわかってきたのは、小脳のいろんなところでプルキンエ細胞[*]が障害されているということなんですね。

*プルキンエ細胞　人体の中で最も大きな細胞の一つ。ヒトの小脳にはおよそ一五〇〇万個のプルキンエ細胞があるといわれる。一九六三年頃、伊藤正男はプルキンエ細胞がもっぱら抑制作用をもつことを発見した。当時は、脳・脊髄の中の突起の短い小型の特殊な細胞だけが抑制作用をもつと信じられていた。

合原 あ、そうなんですか。

伊藤 小脳はちょっと小さくなるだけで、それほど大きく変化があるとは思われて

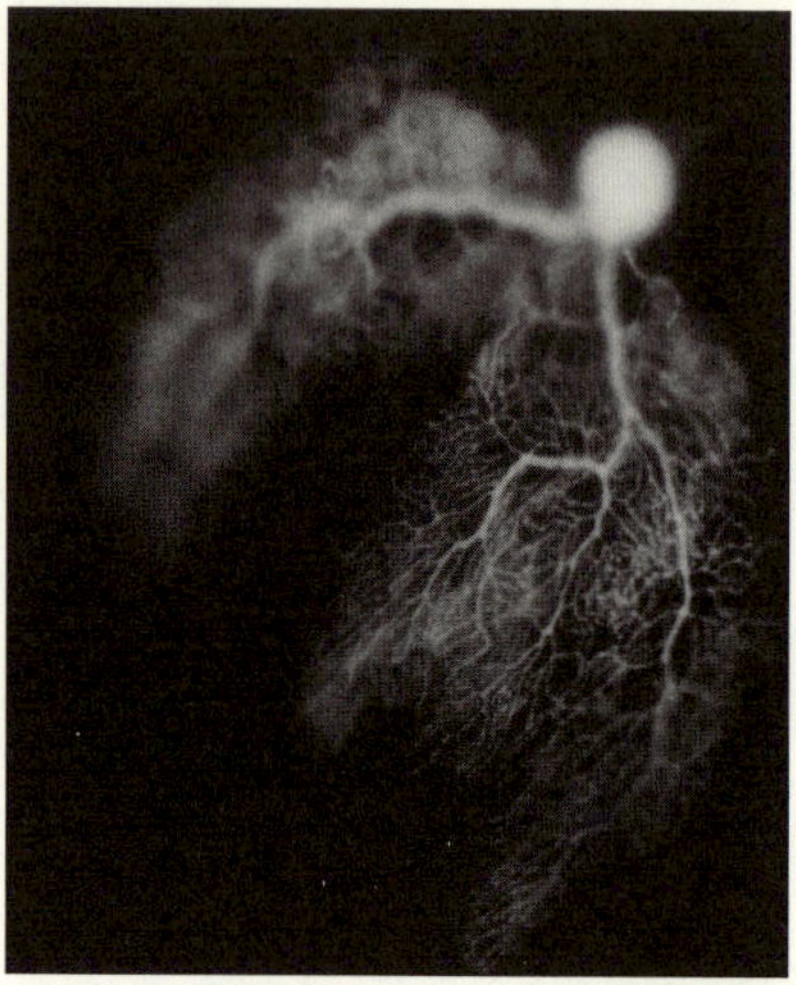
小脳プルキンエ細胞の顕微鏡写真
（提供：伊藤正男氏）

いなかったんですが、最近、プルキンエ細胞があちらこちらでグループをつくって消失していることがわかった。それで、小脳の働きが悪くなるということです。それにしては運動機能の障害が出ないのは、変性するところが少し外側のほうなんですね。進化の過程でいえば新しい部分で、心的な過程の内部モデルができなくなっているらしい。それでやはり、最後は小脳が内部モデルを持つという考えと合うようになってきて、注目されています。

合原　大脳皮質のたとえば言語野などは、あまり変化はないのでしょうか。

伊藤　言語野その他の大脳皮質の活動に変化があるようです。脳の発達障害には注意欠陥多動症という、子どもがそわそわして教室から出たり入ったりして学級崩壊を起こすといわれているものもあります。あれはドーパミン*系の発達異常だということがだいたいはっきりしてきている。だからドーパミン系の薬がものすごく効くんですね。

*ドーパミン　中枢神経系に存在する神経伝達物質で、快感、多幸感や運動調節に関わる。過剰だと幻覚・幻聴・妄想などが、不足するとふるえ・筋固縮・動作緩慢などの症状が起こりやすくなる。注意欠陥多動性障害（ADHD）との関連も濃厚である。

松井　こういう異常も、診断して何か名前がつくとある種の病気に分類されて、その症例が非常に増えてくるんでしょうけれども、昔からずっとあったことはあったんでしょうね。

伊藤　いや、そこがやはりわからないんですね。いわゆる環境ホルモンや、空気中の微量なガスの影響を疑う人もいます。そこは議論のあるところです。

合原　脳の病気ってそこがむずかしくて、たとえば他の臓器であれば、「細菌に冒されている」とか「この部分が機能不全になっている」とか、非常に単純明快ですよね。しかし脳というのはすごく複雑なシステムですから、それが総体として正常な機能をしていないというときに、その原因をどう捉えるかというのはむずかしい問題だと思うんですよ。

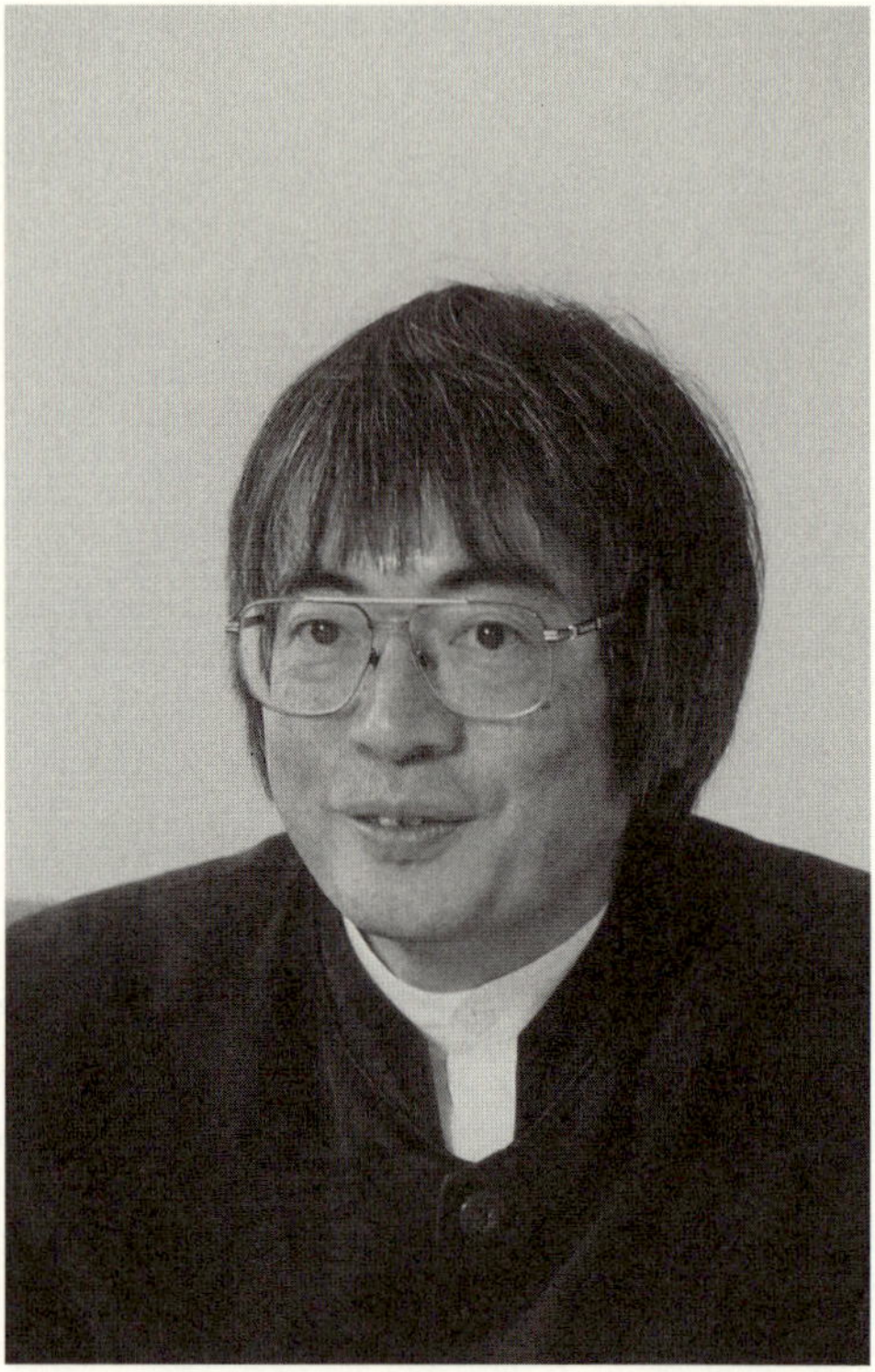

合原 一幸 氏

大きく分けてたぶん二つあって、一つはデバイス（部品）の故障ですよね。プルキンエ細胞が死滅しているとか、細胞がドーパミンを出せなくなっているとか、そういうものが一つある。それはどんどん解明されていくと思うんですけれども、実はシステムとして見ると、もう一つの可能性がある。

つまりシステムの動作モードが正常と異なっているだけで、構成素子自体を見てもどこにも異常がないということもあり得る。循環器系の分野で「ダイナミカル・ディジーズ」という言葉があるんですが、それは心臓の不整脈とかそういう振る舞いを――正常とは違う――システムとしての「分岐現象」であるとか、システムとしての振る舞いの違いとして捉えようという考え方なんです。デバイスとしては欠陥がないんだけれども、振る舞いとして欠陥が起きていて、その結果不整脈が起きるとか、そういう可能性が循環器系に関しては指摘されています。それと同じことは当然、脳でも起きると思うんですね。もっと複雑なシステムですからね。

予測できればくすぐったくない

伊藤　統合失調症の幻聴も、内部モデルの異常だと説明する人がいるんですね。ロンドンのグループですが、患者が訴える聴覚異常、幻聴ですね、あれは脳の中の内部モデルがひずんでいるからだと。

人間って、内部モデルにしょっちゅう語りかけてはフィードバックを確かめながら生きていると考えるんですね。しょっちゅう考えているというのはそういうことで、そのモデルがあんまりひずんでしまっているものだから、戻ってきたのが自分の問いかけに対するフィードバックだと思えなくなってしまう。それではるか遠くから来た声のように聴こえてしまう。

松井　でも、脳の内部モデルというのは外部からの絶え間のない入力情報によって、時々刻々変わっているはずですよね。情報が一回入って、内部モデルと照合してその情報に反応しているとき、この内部モデルはすでに前の状態とは変わっているわけですからね。

合原　また学習で変わってきている。

伊藤　そうですね。

松井　それが統合失調症の場合は、何かこう……。

合原　マイナーな適応では修正できないぐらい何らかの……。

伊藤　とんでもなくひずんだものが戻ってきてしまう。ご存じですか？　ロンドン

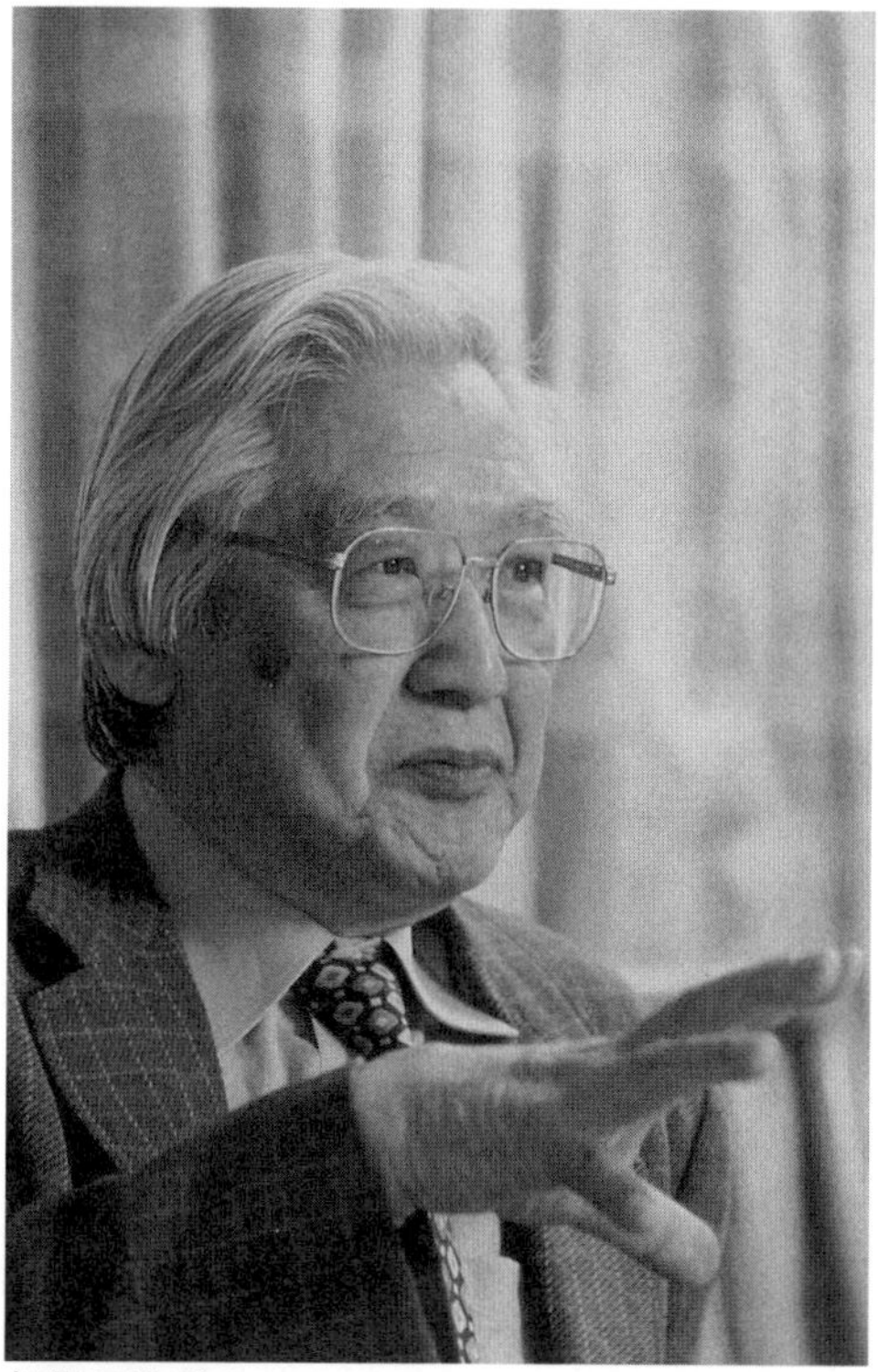

伊藤 正男 氏

のフォールワートたちが行った実験を。

合原　いえ、知りませんでした。

伊藤　人にくすぐられるとくすぐったいでしょう。ところが自分でくすぐっても、ちっともくすぐったくない。それを、手を動かすとロボットに伝わっていって、ロボットの手がくすぐるようにしておくわけですね。そのとき、ディレイ（遅延）がゼロだと、ぜんぜんくすぐったくない。ディレイをかけていくと、だんだんくすぐったくなる。ディレイが長いほど、他人がやったと感じるようになる。

松井　そうなんですか。

伊藤　ええ。それでそのときに小脳の中で興奮が起こっているという論文がありす（笑）。

合原　ディレイの問題って、脳に関してはすごく重要ですよね。

たとえば遠くでものが光ったときに音は遅れて届くので、脳というのはそのディレイを無意識のうちに補正して、それで視覚刺激と聴覚刺激が同じ現象に起因していると認識しているみたいなんですよ。最近の杉田陽一（産業技術総合研究所）先生たちの実験です。

対象物を光らせながらヘッドホンで耳に音を与えて、その光と音のディレイを調節して、光と音が同時かどうかというのを心理テストすると、被験者と対象物の間の距離を音速で伝わるぐらいの時間遅れで音刺激を与えると、同時だと認識するらしいんですね。

松井　雷が鳴っていると、ここからどのぐらいの距離なのかとか、意識的に計算しているけれどね。無意識でもそういうことが起こっている？

合原　これはたとえば一メートルとか五メートルとかの場合です。

松井　もっと近い場合？

合原　はい、近い場合に関して詳しく調べたデータがあるんですね。

松井　無意識的にそんなことをやっているとは思ったこともなかった。無意識的にもやっているわけですか。

合原　近い距離だと無意識に補正している感じです。

松井　へえ、そうですか。で、そのタイムラグは？

合原　一メートルあたり三ミリ秒ぐらいです。

松井　それが何か重要な意味はあるんですか。

伊藤　予測するわけですからね。
松井　くすぐったいという先ほどの話は、いまの話とどう関連があるのでしょう。
伊藤　人が触るとくすぐったいというのは、予測してなくて触られるから刺激になるんだけど、自分でやるときには予測しているからなんていうことはない。
松井　「触られる」と思って触られているかぎりは、くすぐったくないわけですね。
伊藤　そうそう、ディレイを長くしていくと、予測とますます食い違うので、だんだんくすぐったくなる。
合原　自己刺激の感覚でのディレイと違えば、やはり他者だと思うんですね。
松井　そういうことなんですか。

現生人類は「知的な武闘派」

伊藤　先ほど、ホモ・サピエンスと言語の問題をおっしゃいましたけれども、私は、右利きになったことが大事だと思っているんですよ。
松井　右利き、ですか？
伊藤　これは、理由が本当によくわからないんですが、言語野が左側の脳にできるのと同時に、右手に対応する左側の運動野がドミナント（優勢）になったといわれているんですね。実際、右利きのヒトの九二％では言語野が左半球にあります。右半球にあるのは七％しかない。理由はわからないけれども、進化上の何かの理由で両方が一度に起こったので、ホモ・サピエンスは右手を使えてこん棒を振り回すし、言語野で集団行動を行うから、ネアンデルタールは簡単にやられちゃったんだという説がある（笑）。

松井　利き手というのは、統計的にも右利きが圧倒的に多いんですか。

伊藤　九〇％ぐらいです。

松井　アメリカなどでは、強制しないから、結構左利きになるといいますね。

伊藤　両利きというのも少しあるんですね。運動野が両方にまたがっていて両手が同じように利く。左利きの人でも、言語野は左の方にあることが多いんですね。

松井　えっ、そうなんですか。

伊藤　ええ、言語野は左側が多い。ただし、両利きと左利きのヒトを合わせてみると、つまり右利きでないヒトでは、言語野が左にある率は六九％と低くなっていま す。言語野が右半球にある場合が一八％、両半球にまたがる場合が一三％もある。

合原　利き腕と言語野の場所に相関がある。確かに強そうですね、「知的な武闘派」ですものね（笑）。

松井　しかしそれは、必ずしも右利きでなければならないということではなく、どちらかになればよいということですね。利き腕というものができればよい、ということは左利きでもいいということでしょうか。

合原　ただね、利き腕を制御している脳の半球に言語野もある、というのが重要なんだと思います。

松井　同じ半球に？

合原　ええ。右腕を制御しているのは左半球ですから、普通、人間は左に言語野がありますね。

松井　でも、いまのお話だと、左利きの人は右側に……。

合原　それでもいいわけですね。左腕の場合は右側で制御するから、そこにもし言語野があれば同じ「知的な武闘派」になれるわけです。

松井　それが必ずどちらか一方で、共通の側に必ず行くようになっているということですか。

合原　そう。逆にいうと、そういうふうにできるメカニズムがあるのかも知れないですね。

伊藤　そうですね。

合原　つまり、運動制御と言語を形成するメカニズムがどこかで相関していて、したがって、利き腕を制御している部分が言語野になりやすい、ということがシステム論的にはあるのかも知れない。

松井　実際に言語を発する喉とか、舌の動きというのは、運動ではないんですか。

伊藤　もちろん運動の部分もあるけれども、グラマー（文法）などは……。

松井　それは違いますね。でも、たとえば「あ・い・う・え・お」と明瞭に発音できるかどうかというのは、純粋に運動的な、喉や舌をどう動かすかということで決まっているとすると……。

合原　言語の場合、発声能力が必要条件のようなものになるので、たとえば喉とか舌などを制御している脳の部位が発達しているかどうかとか、そういうことはかなり調べられています。それ自体はサルと比べて人間では著しく発達しているようです。

松井　「それ」というのは何のこと？

合原　つまり、喉やその周辺の筋肉を制御する部位です。また、確か二〇〇万年以上前あたりから、人類は言語野が少しふくらみ始めている。かなり長い時間をかけて、必要条件的にはだんだんと言語のための脳の部位ができてきていたんだと思うんですが、たぶん現生人類で一気にその能力を獲得したんだと思うんですね。

松井　準備はできていたと。

合原　ええ、脳の部位としては。ホモ・ハビリスという二三〇万年前の頭蓋骨で、もうブローカ中枢という部分が少しふくらんでいるとか、そのあたりから〝準備〟ができ始めているような兆候があります。

伊藤　そういう進化をたどると、チンパンジーやサルにもその萌芽はあると考えたくなるんだけれども、それは人間にしかないものだというチョムスキー[*]の理論に引っかかる。

＊ノーム・チョムスキー　Noam Chomsky（一九二八〜）、アメリカの言語学者。一九五〇年代後半に「変形生成文法の理論」を発表し、言語学に革命的大転回をもたらした。行動的な政治活動家としても知られ、ベトナム戦争から「九・一一」テロ事件への報復措置にい

たるまで、アメリカの軍事活動を犯罪的なものだとして一貫して批判。

合原　そうですね。そのあたりの問題はたいへんな論争になりますからね。

伊藤　進化を認めないんです。突如として人間になって出てきた独特のものだと。

松井　その人間は、現生人類という意味じゃなくて？

伊藤　うーん、どうですかねえ。まあ、何とも言いようがありません。調べようがない。

合原　本物の脳がないですからね、頭蓋骨しか。

伊藤　そう、化石しかないから。

合原　ただ、ネアンデルタールもいちおう言語らしきものは持っていたという話もある。ただ、どういう言語構造や文法だったかという違いだと思います。

言語習得は早いうちに

伊藤　言語に関して最近おもしろいなと思ったのは、母国語として言語を習う能力は一二歳までなんですよ。これは非常にはっきりしていてね、一三歳を過ぎると、外国語としては習えるけれども、母国語には絶対にならない。

合原　一二歳までなんですか。下の娘がいま一一歳ですから、いまのうちに少しでも教えておくかな（笑）。

伊藤　実際には四歳ぐらいまでに九〇％ぐらい習得してしまうといわれているので、本当はそのあたりまでがいちばんいいんでしょうけれども。しかし、一二歳前であれば、少し時間はかかるけど、努力さえすれば母国語になる。僕らみたいに遅くなってから英語を勉強しても、いつまでたっても外国語で、頭の中で翻訳をしている。

合原　すごく複雑な変換をしてしゃべっていますからね（笑）。

松井　その「母国語」という意味ですが、たとえば英語を話す国に住んで、家庭では日本語を話し、外では英語を話す……という場合はどうなるんでしょうか。

伊藤　いや、両方母国語になるんです。

松井　バイリンガルということ？

伊藤　そう。

松井　そういうことですか。

伊藤　マルチリンガル。

松井　なるほど。

伊藤　ただ、なぜ一二歳で区切られるのかというので、進化論をやっている人たちが議論して、「やはり一二歳ぐらいまでに言葉をマスターできないような種族は、効率が悪くてみんな死んでしまったんだろう」といっている（笑）。

合原　そういう脳を持った種族が生き残ったわけですね。

伊藤　なるほどな、と思いました。だから年を取ってから言語の学習を続けているようなことでは、とても生きられなかったんだろうと（笑）。人類の歴史は、発端からしてずいぶん厳しいですよね。だから、いま日本人が「英語を習え」「英語を話せ」と叱られているのも、激しい国際競争を生き抜くためにはそれが必要だからでしょう。

合原　一万年前なら、たぶん一二歳はけっこう立派な大人ですよね。

松井　人間を機械だとして何も修理しなければ、四〇歳ぐらいで本当はだめになってしまうんでしょう。

伊藤　そうですねえ。

松井　ですから一二歳というのは、大人になる直前といっていい。

伊藤　ちょうど小学校でしょう？

合原　小学校六年生。

伊藤　小学校で英語を学ばせる学校が、たいへん増えてきたそうですね。

合原　ああ、そうですか。

松井　僕らも小学校の頃、英語を習っていましたけれども、では本当にバイリンガル的に話せるかといえば、そういうわけでもありません（笑）。

伊藤　それは、教える側に問題があったのでしょう（笑）。

合原　教師が問題（笑）。そういう意味では、脳って素直ですよね。外から与えられたその情報で学んでいくから。そこの情報がだめだと、やはりだめですね。

松井　いい先生に出会わなければ、いずれにしてもだめだと。

合原　他の科目でもそうですね、考えてみると。

松井　言語というのは、話すにしても聞くにしても思考と密接にからんでいますから、それに年齢的な問題であるとすると、言語に限らず論理的にものを考えたりとかも、やはりその頃までが重要なんですか。

伊藤　非常に高度な論理の構築は、二〇歳ぐらいまでかかるといわれていますけれども ね。たとえば、数学論理などはね。ですから、数学ができる生徒に飛び級をさせるという問題について、数学会では盛んにそのことをいって反対していましたね。ソロバン勘定なら五つか六つで脳の領域ができてきますからできるようになりますけれども、それと「数学」というのはだいぶん違うのですね。

合原　一方で、三〇を過ぎたらだめという話もあるから短いですね、一〇年ぐらいしか間がない（笑）。

松井　確かにそういう例は多いですよね。

合原　たぶん高次の自意識の確立とか、そういうことと関連していますよね、言語の一二歳というのは。

伊藤　そうですね。

合原　自分の内的状態としての主観を観測者として記述するというのは、言語に負うところがすこぶる大きいですから、そういうものの発達と言語の発達というのは連関していると思うんです。

松井　そういう意味では、自己と他者の概念といいますか、自己という概念がいつできるのか、という問題も興味があるんですよ。ものを考えるということは、自己がないとできないですからね。他があって初めて自己が定義できる。たとえば母親の胎内で受精して、細胞一個の段階から細胞が分かれていって、どのへんの段階からそもそも自己ができてくるのか。それは免疫とか脳のレベルとか、いろんなレベルでの議論があると思うんだけど。

伊藤　小児心理学ではさっきのセオリー・オブ・マインドでいう三歳と四歳。

松井　他人がどう考えるかがわかるということは、すでに自他の区別ができている。

伊藤　そうそう。三歳までは本当に本能のおもむくままにやっているという感じでしょうね。免疫系はもっとずっと早いでしょうね。

松井　免疫系はそうでしょうね。

伊藤　もう最初からあるのかなあ。

松井　胸腺の形成時期と関係しているという話を聞きますね。免疫系の場合はとにかく自己と他との区別がとても早いということですよね。脳の場合、それが三歳から四歳というのは、何か意味があるんですか。

伊藤　脳の発達の場合からいって、相当大きくはなっているでしょうね。でも、本当に細かいところまで完成するのは、やはり一二、三歳ですね。だから七、八歳の子どもでは、前頭葉などがまだよく動いていないのは確かですね。

最近いろいろなテストがありまして、非侵襲で血液の流れを調べるのもありますが、眼球運動などでもわかるんです。福島菊郎（北海道大学医学部）さんによると、水平ではなく、垂直に指標が動くのを追跡する眼球運動をやらせると、八歳までの子どもはあまりうまくいかないんですよ。指標が動くのをぱっぱっとサッカード（ジャンプ）で追って、ずうっと追えないんです。

合原　スムーズに追えないわけですか。

伊藤　大人になると、連続的に追えるんですね。サルでも、若いサルはできないんだそうですよ。その追跡性のゆっくりした眼球運動は前頭葉の機能だ、というのにはまた別の証拠がある。だから前頭葉の機能は全体的に発達が最後までズレ込むので、八歳ぐらいの子どもが「キレ現象」を起こす。下の階層の情動系が抑えられなくなって、爆発しちゃうという説明ですね、この年頃はね。それがいちばん確からしいですね。脳の血流を測る方法でも、だいたい八歳から一二歳ぐらいまでの子どもでは前頭葉の活動が十分でないと報告されています。

合原　それはやはり、前頭葉が未発達だから抑えきれないんですね。

伊藤　そうです。

II

脳という機械

全体のデザインはどこにあるか

伊藤　私が今日ここでお聞きしたいと思っていたのは、オートポイエーシス*、自己形成というものについてなんです。脳はたいへんな並列システムだといいますね。そして自己組織能力を持ったシステムであると。だから同じ成分でできているネットワークでも、学習や経験でつながり方が違って働きが変わっている。ただ、それで説明できないのは、なぜ脳ができあがってくるかということなんです。要するに全部エレメントがそろっていて、その組み合わせが変わってくるのが自己組織化だとすると、そういうエレメントを新しく生み出してくるプロセスが説明できないんですね。

＊オートポイエーシス　オートポイエーシス理論は、チリの神経生理学者H・マトゥラーナがF・ヴァレラの協力により生み出した生命システムの理論。生命システムは自律性、個体性、境界の自己決定性、入出力の不在という特徴を持つ閉鎖系であるとする。

合原　オートポイエーシスというのは、思想的・概念的には大きな影響を与えましたが、数理モデルとしてはまだあまりクリアになっていないのかなという感じがしますけれども。

伊藤　そこまで行っていないんでしょうね。

オートポイエーシスでは、ハチが巣をつくるのを例に挙げますね。一匹一匹のハチは、巣全体のデザインを知っているはずがない。集まって相談した様子もない。それぞれが勝手につくっているんだけれども、きれいにできてくる。その全体のデザインはどこにあるんだろうか。つくり上げていくプロセスの中に、そういうデザインが入っていると考える。

岡本仁（理研脳科学センター）さんに聞いた話ですが、似たような場合として、

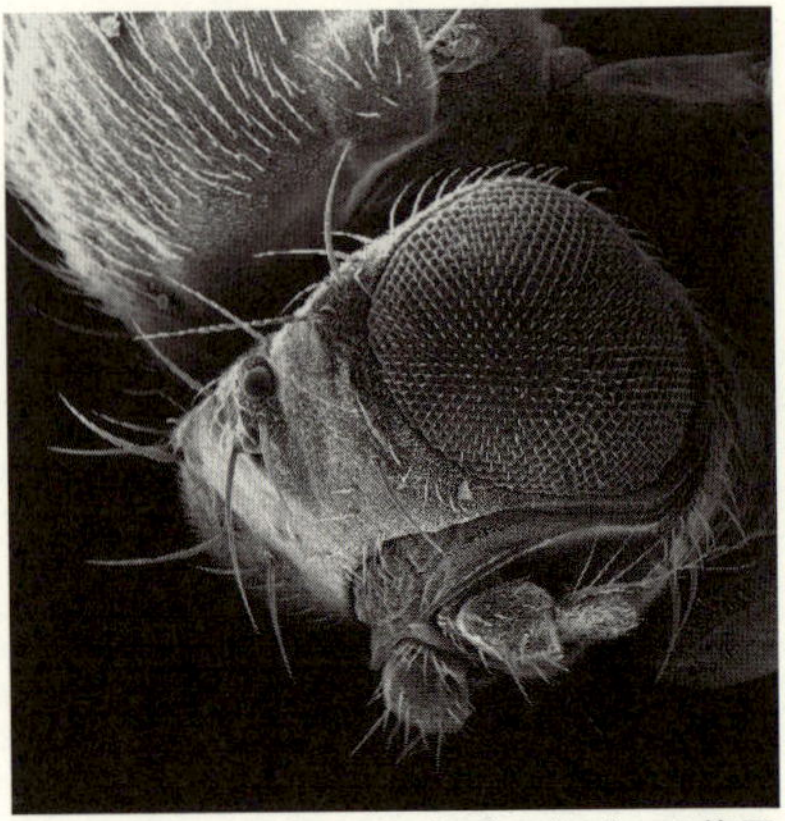

ショウジョウバエの複眼
（提供：目黒区立第三中学校教諭 阿達直樹氏）

ショウジョウバエの複眼は、8個の光受容細胞からなる個眼が秩序立ってならんで形成されます。各個眼の中のR8という紫外線感受性細胞が、まず等間隔に並んで生まれ、それに接する細胞がR7になるというふうに、核を中心に結晶がつくられるように、規則的構造が周期的につくられる。下等脊椎動物、特に魚の網膜でも、光受容細胞の並び方が同じメカニズムで支配されているかも知れないと、いわれているそうです。

松井　途中のどこかからスタートするとそうなりますが、いちばん最初に何が決まっているのかという問題だとも思いますが。

たとえば宇宙だと、それこそいわゆるビッグバンの後、いちばん最初の状態として見えるのは宇宙の背景放射で、その背景放射の強度のようなものの分布が観測できます。それがその後のすべてのゆらぎの元なので、そこから計算を始めると、銀河がどうできてくるかというシミュレーションもでき、それを現在の銀河の分布と比較することもできる。

最初にゆらぎとして全体像が与えられ、銀河というその後の構造が生まれてくる。最初に何かある条件が与えられて決まるのと、部分として、全体の中である構造ができてくるのとでは、どこか違うところがあるように思うんです。

伊藤 何か全体のデザインにつながるような初期条件で発生が始まり、あとは局部的なルールだけで進行していくということでしょうか。

合原 何らかのグローバル・ルールが部分の関係性のネットワークから創出してくるということなんですよね。

細胞のカタマリが脳になるまで

伊藤 これも岡本仁さんから聞いたのですが、発生の時には、全体を大きく規定する座標系が決定されて、その中の位置によって細胞が何になるかが決まるので、おおまかなところは全体から部分へという流れになります。発生生物学では〝場〟という言葉で、座標軸上の分化決定因子（**morphogen**、モルフォゲン）の濃度分布をあらわしている。ショウジョウバエでは、初めに卵の中で特定のメッセンジャーRNAの濃度勾配が前後軸に沿って存在し、その濃度差を読み取ることによって体節構造ができ、ホメオティック遺伝子*によって、各体節の個性が決まるといった遺伝子プログラムが決まっています。同じメカニズムが、ヒトの脳の後脳の分化でも使われています。

だから、ある物質の濃度勾配できまるような発生の場が最初の方向づけをして、方向づけを受けた各細胞はあとはローカルなルールに従って移動し、組み合わさって、脳をつくるということでしょうか。

＊ホメオティック遺伝子　体のある組織や器官に大きな変化を起こす遺伝子。キイロショウジョウバエの研究では、成虫の胸部が腹部になったり、体節が消失あるいは重複したり、下唇が触角や肢になるという変化を起こす。

松井　そのことはわかっているんですか。

伊藤　実際、脳ができる際には、まず終脳、中脳、後脳、脊髄というおおまかなパーツができ、その中で細部がつくられるというしくみは全脊椎動物で共通しています。

個体発生は系統発生を繰り返すという説に沿って考えると、発生過程では、まず最初のステップで非常に下等な動物にある遺伝子が働く。ステップを経るごとにだんだん高等な動物にある遺伝子が発現してきて、身体のデザインも変わってくる。ステップ、ステップごとに新たな遺伝子が付け加わってきて、与えられるデザインが進んでくる、というふうに考えるべきではないでしょうか。五条堀孝（国立遺伝学研究所）さんによると、ヒドラがヒトと同じ遺伝子を結構持っているのですよ。

もっとも、発生の後期になるほど、ヒト特有の遺伝子が使われるとは必ずしもいえません。ヒトの巨大な大脳皮質でも、個々の神経細胞が分化する過程は、他の脊椎動物と共通のメカニズムを使っていると思われます。とすると、その前の段階で、終脳の大きさや神経幹細胞の数を規定するメカニズムに違いがあるのではないか。

松井　遺伝子といいますか、ゲノム的な考え方からすれば、最初からプログラムとして全部与えられていると思えますよね。

合原　遺伝子が発現する時間順序のようなものが重要で、時空間ダイナミクスの連鎖に応じていろんなスイッチが順番に入っていくということはありますよね。

松井　その順番が重要ですね。順番が狂ってしまったら、おかしなことになる。それも含めて情報だとすると、そのプロセスが全体像を決めているというのとちょっと……。

合原　従来の単純な物理化学的な自己組織化の描像で理解できそうな部分もありますよね。

ローカル・ダイナミクスがグローバルにつながっていって、境界条件があって、それでグローバルなパターンが出てくるということは、いろいろなパターン形成メカニズムであり得るんですけれども、生物というのは、構成要素が複雑な内部状態とダイナミクスを持っていて、かつ再生するというところがだいぶん違うんですよね。細胞は、遺伝子のセットもいちおう全部持っているから。

伊藤　体の規則的構造物をつくる際には、チューリング・パターンは意外にもあまり使われていないで、先に述べたように、他のメカニズムが使われていることが多いといわれますが。

発生過程で、ローカルな相互作用が重要な役割を担っていることはよく調べられています。Notch-Delta系という細胞膜タンパク系は、隣接する細胞の表面に発現して、先に神経細胞になったほうが、隣接する細胞が神経細胞に分化するのを抑制する働きを担っています。同じシステムを使った細胞間相互作用が、周期的構造を持つ体節筋の形成など、異なる場面でも使われていることが、明らかになってきています。

合原 内的ダイナミクスを有する複雑な構成素子からなっていて、かつローカルな相互作用をしていて、かつグローバルな条件がある、そういう設定で理論的に調べる必要があると思うんですよ。そのときには、素子が複雑ですから、解析がむずかしくなりますよね。だからそこはなかなかいまの理論的な研究も手が届いていないところがいっぱいあるんだと思います。

遺伝子群の総合的な時空間発現パターンのような議論も重要になるのだと思いますが、そのときにその細胞内部のダイナミクスと近接の細胞との相互作用と、さらにたぶんグローバルな場みたいものが効いてくるんだと思うんですね。

松井 そのときに、その段階でできているものがその場の大きさのようなものをどう認識しているか、という問題ですよね。

合原 単純にやろうとすると、先ほどの分化決定因子のような何かあるケミカルなものがあって、濃度分布のようなものがつくられているとか、そういったからくりで考えていくんでしょうが、それだけで可能なのかどうか、ちょっとわからないですね。

伊藤　これは現在の発生生物学の中心課題で、その細胞内信号伝達のメカニズムの研究は非常に詳しく解析が進んでいます。元山純（理研脳科学センター）さんが手がけているＧｌｉというタンパクは、神経系の背腹に沿った場を規定するモルフォゲンであるSonic Hedgehogという分子の濃度勾配を細胞が感知して、遺伝子発現を制御する際に重要な役割を果たす転写因子です。でもそういうものの積み上げで、身体みたいにこんなに複雑なものがよくここまでちゃんとできるものですね。

合原　非常に安定ですよね。

伊藤　安定性に感する議論もいくつかあるそうで、ショウジョウバエの規則的体節構造の形成に関わる遺伝子群の発現制御を数理モデル化したとき、多くのパラメータは未知なので、かなりランダムに何通りにも異なる数値を当てはめてみたけれども、結局同じ構造ができたという話があります。

それにしても、細胞が最後の姿を知っているはずはないのに、どこかで知っているわけです（笑）。本当に不思議です。そのあたりが理解できないと、なぜ一〇〇〇億の神経細胞の塊から「こころ」が出てくるか、などという問題は解けないんじゃないですか。

自己組織化するネットワーク

合原　オートポイエーシスとも少し関係するのかもしれませんが、ネットワークの一般理論みたいなのが最近かなり進歩してきていますね。ネットワークがつくられる原理についての理論ですね。

特に活発に研究されているのが「スモール・ワールド・ネットワーク」という理論なんです。その前にあったのが、ローカルに近傍とつながっているような、近接結合のようなモデル。もう一つは、エルデシュなどが考えた、素子をランダムにつなぐもの。こういったものはかなりわかっていたんですけれども、生物などを調べると、近傍だけと結合しているわけでもなくて、脳も他の領野とつながりますよね。他方でまったくのランダムでもない、そういうどちらにも当てはまらないものをどうやって理解するかということで、ネットワーク理論がこの五年間ぐらいですごく進歩してきているんですよ。

スモール・ワールド・ネットワークというのは、近傍につながっているネットワークをまずつくって、ランダムにつなぎ変えるんです。そのランダムにつなぎ変える確率をパラメータにする。そうすると、確率ゼロだと普通の近接結合になって、確率を一にすると、ランダムネットワークになる。これら極端なケースは従来からわかっていた。

その中間あたりの確率にすると、非常におもしろい性質が現れる。一つは、たとえば人間の社会でいうと、二人の人間を例に取ったときに、何人ぐらいの友だちの友だちという連鎖でつながっているか。それを調べると、結構少ないんですよ。五、六人の友だちの連鎖でだいたい地球上の人間というのはつながっているらしい。アメリカなんかはそういうのをホームページで見せるようなシステムがあるらしいんですけど、人を選んでその間の友だちをルートで示すわけです。

そのときにもう一つ重要なのは、個々の人間の近傍に友だちがいますよね。そうすると、その友だち同士がまた友だちである確率が非常に高いんです。そういう意味でローカルに密な結合構造が保たれていて、かつ遠くともわりと少ない結合数を介してつながっている。だから、たとえばパーティで知らない人と会って、話していると友だちの友だちの友だちというのがわかって、「世の中狭いですね」という結論になる、あの「スモール・ワールド」なんですね。

そういう構造がわかってあらためて実在するさまざまなネットワークを調べてみると、結構いろんなところにそれがあるんですね。代謝系のネットワークとか、遺伝子ネットワークとか。脳もそうだといっている人もいます。それから有名なのは、ハリウッドの俳優の共演関係、学術論文の共著者の関係みたいなものも調べていくとやはりスモール・ワールドで、かなり広範囲にそれがあるというのがわかってきたんです。

最近、その先に「スケール・フリー・ネットワーク」というのが出てきた。これはたぶん、先ほど伊藤先生がおっしゃった組織がつくられてくるプロセスに似ていると思うんですが、たとえばホームページをどうリンク（連結）するかという問題を考えます。自分でホームページを立ち上げて、どこにリンクするかと考えると、たくさんリンクを持っているホームページとつなぐと、そこにリンクされているたくさんのホームページともリンクできて有利なので、そこへつなぐ確率は高くなるんですよ。

そんなふうに新しくエレメントを入れて、それがどういう確率で他のすでにあるノード（中継点）とつながるかという理論を考えていく。たくさんのリンクを持っているところにつながる確率が高い、という条件でシステムをつくると、スケール・フリー・ネットワークというのになります。このとき、ネットワーク自体が新しい構成要素を生成し、かつこの新しく生成された構成要素が、外部観測で得られるリンク分布ではなく内部観測に基づいてそのリンクを構築して、そのことがさらに新しい構成要素とリンク分布を生み出すという循環のからくりをうまく導入できれば、オートポイエーシス的な話になるように思います。

スケール・フリー・ネットワークがどういう性質を持つかというと、個々のノードが他のいくつのノードとリンクをつくっているかという、そのリンクの分布のようなものを測ると、リンク数を増やしていくと、そのリンク数を持つノード数が「べき（累乗）」で減少していく。つまり、あるところの平均値でピークを持つような形の分布ではなくて、だらだらと落ちていくので、特別なスケールがない。これがスケール・フリーという名称の語源なんです。

自然のネットワークや人工のネットワークを調べていくと、これもあちこちにあるんです。だから先ほどの「スモール・ワールド性」や「スケール・フリー性」ということは、この世の中に実在するネットワークに共通する重要な性質だ、ということがわかってきた。スケール・フリー性だと、分布が「べき」なので、非常にたくさんのリンクを持っているようなノードもある確率で存在するわけです。これがいわゆるハブになるんですよ。

ですから空港などでは有名なんですが、いろんなネットワークでハブのようなものが自然にできてしまう。そういうものが先ほどいったようなメカニズムでできるんじゃないかということがわかってきていて、いまいろんな具体的なネットワークでそういう研究が行われています。

松井　空港にもハブがあるように、輸送業などでもどこかに配送拠点があって、と同種の問題があるでしょう。

合原　そうそう。ただ、ある意味でそういうふうに効率が良くなるということもあるし、逆にいうと、たとえばインターネットとかウェブだと、アタッカーに対して強いか弱いかという議論もできるんですね。一般にランダムにアタックされるような攻撃に対しては強いんですよ。なぜかというと、結合しているリンク数が少ないノードがたくさんありますよね。圧倒的多数はリンクが少ない。そうすると、ランダムに攻撃されても、そういうものが普通は攻撃されるので、そういう攻撃に対しては全体としては強い。

ところが逆に攻めるほうがハブを狙うと、そのネットワークは弱いんですよね。だからネットワークのセキュリティのような問題とも関連して議論されつつあるんです。ハブみたいなものが重要な機能を果たしていると同時に、逆にそこをやられると、非常に大きな影響を受ける。だからたとえば代謝系のネットワークとか遺伝子ネットワークなんかでも、ハブに対応するような部分がダメージを受けると、その細胞とかネットワークが機能しなくなってしまう。

伊藤 そういうネットワークで全体構成はどうやってできるのですか。

合原 伊藤先生がおっしゃったように、素子が次々と生成されて増えていって、組織が初めからそろっている状態ではなく発展していく、エボリューションしていくときにどういうふうにたとえばスケール・フリー性ができていくか、そこが重要なポイントだと思うんです。

脳とスモール・ワールド

松井　私は、脳をかたちづくっている神経細胞の数がなぜ一〇〇〇億なのかという問題に興味があります。なぜそう決まったのか。何か理由があるはずですよね。

伊藤　そうですね。銀河系の恒星の数も二〇〇〇億ぐらいといいますから、似たようなスケールですよね。

松井　ええ、しかし銀河系の星の場合は、一個一個は基本的には独立して、他の星の影響を受けない。質量だけでそれぞれの進化が決まっている。したがって、数が二〇〇〇億あるというその数に関しては、さほどの意味はないように思います。なぜ太陽質量ぐらいの星がつくられやすいかという問題はありますが。

合原　要素として見れば単純なんですね。

松井　銀河は単なる多体問題として考えられる。システムとして考えるときには、構成要素がそれぞれ異なる構成要素と定義できなくてはならない。異なる特性時間や力学などを持たないかぎり、システムとしての構成要素にはなりません。生物の場合は、それがみな違うわけですよね。

伊藤　しかし、細胞が単位であることは間違いない。

合原　それと、やはり重要なのは、非常に高い次元の内部状態と複雑な内部ダイナミクスを持っているということだと思いますね。たぶんそれが要素の複雑さの本質で、逆に実験しようとすると、そこは制御しきれない。

松井　合原さんの紹介されたようなネットワーク理論と、いわゆるフラクタル構造的な話というのは、どういうふうにつながるんですか。ミクロに見ていけば、構成要素を決めて、先ほどのようなネットワークが考えられる。しかしそれはそれとして一つの内部状態だとすれば、それをユニットにして、さらにもっと大きなものを考えることができる。結局は、スモール・ワールド性やスケール・フリー性と、フラクタル的な性質とはどこかで関係してくるようにも思うんだけど。

合原　スケール・フリーはまさにそうですね。「べき」で落ちていく。フラクタル的なものなので。

松井　そのスケール・フリー性とスモール・ワールド・ネットワークというのは、一方はつながり方で、一方は空間の大きさに関係し、違うわけですよね。

合原　ノードとリンクの分布としては。

松井　しかし、それはある意味でユニットの問題……と考えることも、本来はできるのではないですか。

合原　できますね。

松井　ある空間スケールでユニットが決まる理由があり、それをさらに大きい階層レベルでもある空間スケールでという理由があり、スケール・フリーの場合は、そうなっていないということでしょう。

合原　スケールでクリアな分離はできません。ただ、脳ではむしろローカルに見てスモール・ワールド的な性質を持っているのではないかという感じは持っています。

つまり、人間関係やホームページといったものだと、ある程度、結合をバーチャル的に自由につなげますよね。しかし脳というのは神経線維で接続しなくてはなりませんから、三次元の空間の中での制約が、どうしても出てくるんですよ。こういうシステムではハブはできにくいと思います。ハブに結合をたくさんつなごうとすると、物理的な制約を受けてしまうので。

ですから、脳に関してはあまりスケール・フリー性は考えなくてもいいのかなとは思っています。むしろスモール・ワールド性はあると思うので、そういうものをエレメントとして脳を考える。たとえばコラム*のようなものをスモール・ワールド要素として、それがどうつながっているのかとか、そのあたりのことはきちんと考えなければいけない。

＊コラム　ここでは大脳の円柱構造をいう。似た性質を持った神経細胞が集まる領域。

松井　じゃあ、脳でも神経細胞のようなものがすうーっと伸びるような構造になっていれば、ハブのようなものができても不思議はないわけだ。

合原　ええ。ただ、三次元空間内で線でつながなければいけないので、物理的に制約は出てきます。単にバーチャルな世界でつなぐんだったら楽なんですけど、ホームページみたいに。

松井　そういうことですね。それを「場」と表現するならば、その〝「場」の性質〟で決まっているわけですね。

合原　だと思います。

案外少ない？　脳細胞

伊藤　遺伝子の塩基対が三〇億でしょう。しかし、それは遺伝子にすると三万になってしまうんですね。脳の中の神経細胞の数は一〇〇〇億といわれますが、大脳のコラムに分割すると、一〇万個です。大脳が大まかにいうと五〇の領域に分かれていて、あることをつかさどっている一つの領域だけ取ると、二〇〇〇本で勝負していることになる。

合原　結構少ないんですよね。

伊藤　うん、少ないんです。小脳にしても、微小帯域といわれるユニットが五〇〇〇個程度しかないんですよ。脳は、案外少ない持ち駒で勝負しているんです。多い、多いと思っているけれども、決してそうではない。

合原　二〇〇〇個というのは少ないようだけれども、パターン表現のようなもの、つまり組み合わせを考えれば、ものすごい数になるんですね。というのは、二〇〇〇個のユニットの各々が二つの状態をとるとしても二の二〇〇〇乗ですから、一〇の六〇〇乗（笑）。これはもう天文学的な数字になるのであって。

松井　そう考えれば、実は数の問題などないように思いますね、ある数さえ満たされたら。

合原　そう。遺伝子が三万というのも、ぜんぜん少なくはないんです。三万といったとき、「おばあさん細胞」的に考えれば少なく思えますけれども、パターンだと思えば、三万あれば、もうなんでもできるという感じがします。

松井　ということはもう、アボガドロ数*どころじゃないんだ。

＊アボガドロ数　一モルの物質中に存在するその物質の構成粒子の個数。六・〇二×一〇の二三乗個。モルとは、〇・〇一二キログラムの炭素12に含まれる原子と等しい数の構成要素を含む系の物質量をいう。

合原　ええ、そうなんですよ。そういったパターンの豊富さというのはあると思うんですね。かつその場合、その一個がたとえばコラムだとすると、要素としてはかなりしっかりしたロバスト（頑健）な存在ですよね。

松井　でも、それはパターンの違いが識別できないと意味がありませんよね。

合原　そうですね。

松井　それを何か物理的に表現するとしたら、その物理的条件のほうで限られてしまいますよね。数学的に表現できるというのは無限にあったとしても。

合原　ある種の安定化が必要だと思うんですね。だから確かに全部は使えないと思うんです。潜在的なポテンシャルとしてはそれだけあるわけだけれども、実際には当然、すべてのパターンは使っていない。パターン数を少々犠牲にして、より安定な動作をするようにつくっているのではないか。ところがもともと一〇の六〇〇乗もありますから、少々のパターンを無駄にしても、まったく問題ないという感じです。

伊藤　そうか、十分なんだな、「足りないから大事にしなさい」っていつもいうんですけど（笑）。「ちゃんと自分の生まれ持った才能を生かすように努力しないと数が限られているから」って。

合原　大事なことは大事だと思いますね。コラムの数としては一個のコラムたりとも無駄にはしたくないというレベルの数だとは思います。

伊藤　たとえば谷藤学（理研脳科学センター）さんの仕事ですが、サルにぬいぐるみの人形を見せると、コラムが八つ興奮する。人間の顔を見せると、その中の五つが興奮する。パンダか何かの人形を見せると四つが興奮する、というふうに実際やっていますね。
だから複雑なものを見せたとき、必ずしもコラムの数は増えずに、かえって減ってきたり、他のものを見たときに興奮したものが興奮しなかったり、奇妙な組み合わせで出てくるので、あれを何か数学的に統一できたらいいなあといつも思っているんですけどね。
合原　たいへんおもしろい実験データが出ていますよね。神経の電気的活動を光の変化として、つまり活動部位が光学的に検出できる。先日その谷藤先生に東大の工学部で講義していただいて、さまざまな状況下での脳の中での活動パターンを見せていただきました。
伊藤　電位感受性の色素を使うほか、ヘモグロビンの吸収変化を検出して画像化する方法も用いられます。コラムがきれいに見えますね。
松井　それは、人によって違うのではないですか。
伊藤　ええ、学習によって変わってくるんです。たとえば、同じ人形を何度も見せていると、コラムの中の神経細胞の反応が変わってくるようですね。
松井　なるほど。

合原　しかし、この実験にはたいへんなご苦労があると思いますが。

伊藤　もちろんたいへんですが、一つひとつ電極を使って活動電位を測定するのはもっとたいへんです。

合原　空間パターンで画像として見ることができますから、ずいぶん楽にはなっているのでしょうね。光っている一ヵ所が、一つのコラムに対応していると考えていいのでしょうか。

伊藤　そうですね、〇・五ミリメートル程度ですね。

松井　ユニットということで考えると、「ニューロン」や「コラム」といったものは、どのような階層構造になっているのですか。

合原　ニューロン、つまり神経細胞が基本素子なのですが、フォン・ノイマンがいったように、ニューロン一個一個は非常に信頼性のない動作をしますから、それが集まって、コラムという〇・五ミリメートル程度の微小な領域を機能単位として構成していると考えられています。

伊藤　一つのコラムには、約一〇万個のニューロンが詰まっています。

松井　非常に興味深いですね。ニューロンという基本素子を、そうして括ることができるというのがおもしろいですよね。

伊藤　ええ。とても見事に括られていて、たとえばネズミの体性感覚野には、ヒゲ一本一本に対応するコラムがきれいに見えるんですよ。

合原　ヒゲ程度なら、「このヒゲはここのコラムで、あのヒゲはあそこのコラム」という単純な対応関係になっていると思うのですが、高次機能になると、コラムの定義がだんだんむずかしくなっていくでしょうね。

伊藤　ただ、組織学的な構造からいうと、脳のどの部位でもコラムはあると考えられています。視床から入ってくる線維にも濃淡は表れます。そのパターンを見ていると、コラムは脳のどこにでもあると思われます。

ですから、言語の領域であれば、「単語のコラムがあるんじゃないか」とか、「文法のコラムがあるんじゃないか」とか（笑）、世界中の脳研究者が実際にそれを発見しようと、大騒ぎで競争しているんですよ。しかしどうやら、そうはうまくいかないようですね。

合原　そうですね。果たして本当に、そこまで脳が機能に対して極限の一対一対応の離散情報処理装置になっているかどうかはむずかしい問題だと思います。もう少し柔軟な時空間構造を利用している可能性もありまして。

脳のデジタル性とアナログ性

松井　合原さんがおっしゃっているのは、デジタル表現よりもパターン表現の可能性ですよね。しかしそのコラムの構造というのは、一体何なのでしょうね。どちらの処理方法も持っているということなんでしょうか。

合原　先ほどのようなデータを見せられると、一概にどちらとはいえなくなりますね。「これは何か離散的表現性があるのかな」という感じは持ってしまいますよね。

松井　このたとえが正しいかどうかわかりませんけれども、ミクロな世界における波動性と粒子性のようなものですか。

合原　ええ。そのたとえでいえば、可能性として、波動性は残ると私は思います。ある程度の高次機能も、コラム構造で動いているような部分は確かにあります。けれども、さほど厳密で固い構造ではないような気はします。つまりある機能が働くときはある特定のぼんやりしたコラムが活動するが、その他のときは少しズレた別のぼんやりしたコラムがある、そういった波動性のようなものがなければ、脳は機能分離したデジタルコンピュータ的な存在となります。しかしそれはちょっと違うように思える。まさに波動性の部分です。

松井　ユニットの規模が大きくなってくれば、パターン表現が現れて他方が消えていき、小さくなれば、逆に他方が強くなるということでしょうか。だとすると、非常にわかりやすい。

合原　たとえば線虫などの、三〇〇個程度のニューロンで活動しているものは、おそらく個々の神経細胞の役割がきっちりと決まっています。それだけの数のニューロンで生物として機能していますから、各細胞レベルでのローカルな個別機能の記述がかなりできると思うんですが、やはり一〇〇〇億ともなると、波動性やアナログ性という要素が入った処理が可能になってくる。この問題、つまり機能ユニットが何かということは、実は脳を考えるときにはたいへん重要なんです。脳の柔らかさを考えると、機能ユニットはそのときに応じて、可変になっているような感じがします。感覚系や運動系といった入出力に近い分野では、活動する脳の領域と身体との関係性がきっちりと決まっているほうがよいと思うのですが、思考や言語などの高次機能では、あまり厳密に脳の機能領域が決まっていると、逆にそれにしばられて低い能力しか実現できないような気がどうしてもするんですね。

伊藤　ある実験で、少しずつ角度を変えて顔を見た場合、活動するコラムもやはり少しずつズレる、というものがありますね。

合原　ええ、あります。

伊藤　ただ、サルのコラムで比較的はっきり表れるんですが、あるコラムが認識している図形と、すぐ隣のコラムが認識している図形をくらべると、離散的にがくっと変わるパラメータもあるが、連続に変わるパラメータもある。

合原　やはりデジタル性とアナログ性の両面があるんですかね。

松井　うーん、そんな感じですか。

伊藤　ええ、こういった機能的階層の下のほうでは、かなりデジタル性が見られる。もっと高次になれば、ちょっとわかりませんけれどもね。

合原　パターン認識の研究としては、かなり解明が進んできていると思うんですが、その先の思考などといった部分になると、どうしても離散的な機能ユニットだけで処理するというイメージが湧いてきません。

松井　たとえば進化の段階で、古い脳の部分、つまりより生物的な要素が強い部分では非常に厳密に一対一対応で決まっていて、高次機能の部分に行くにしたがって変わってくる、といった分け方はできないんですか。

合原　そのあたり、脳の研究者の間ではすごい論争になるような問題ですよね、伊藤先生。

生き馬の目を抜く脳研究

伊藤　そうですね。人間から線虫まで、基本的には神経細胞は同じだと考えられていました。ところが、実は最近、人間だけにある細胞というのが見つかってきていましてね。

合原　えっ、そうなんですか。

伊藤　私も聞いて仰天したんですが、この神経細胞は、通常の神経細胞とは形態的に異なる大型の細胞なんです。脳の一ヵ所ではなく、何ヵ所かに散在しているニューロンです。分布からいうと、さほど大きな影響はないかも知れませんが、このように、脳の中を探ると、いままでわれわれが知らなかったことが発見される可能性がまだあるんですよね。現在の知識だけで考えていると、ちょっと危なくて。

合原　そうなんですよ。たとえば特に遺伝子ネットワークの分野では、最近すさまじい速度で研究が進んでいますが、ある理論をつくったと思っても、翌週に新しい遺伝子が見つかったりして、せっかくつくった理論モデルにあらたにその要素を組み込んで……ということをやっていますと、本当にイタチごっこになる。

そういう形での理論モデルを追究しても、ある意味ではしかたがないという段階に来ているんです。ですから甘利俊一（本書に論考「脳を創る——脳の数学は可能か」を収録）先生のように、あまり細部を見ずに、抽象的に論ずるのも一つの方法なんです。基本原理としては、生物学的実現のディテールに依存しない原理があれば、それは理論的に抽出できるはずである、という捉え方なのですが。

松井　脳科学の分野でも、かつての素粒子理論のように、理論に基づいて「こういうものがあるはずだ」という予測を立てて、後から見つけて実証していくという方法論はあるのでしょうか。

合原　うーん、そこはちょっとつらいところなんです（笑）。ニュートン力学がこれほどまでに評価されたのは、現象を予測できたからですよね。脳の理論に関してまずむずかしいのは、物理のように第一原理からモデルをつくるのが非常に困難だということです。普遍的な第一原理が、まずわからない。したがって、現在ある知識の中で、本質を突いているであろうと思われるモデルを個々の研究者がつくることになります。

そうして、きれいな理論をつくろうとすると、ある程度の抽象化をせざるを得ない。ではそういうモデルが予測能力を持つかというと、むずかしいわけです。必ずしも第一原理に基づいてはいないのですし、現実から離れて抽象化しているわけですから。

個々のデバイスとしての性質に関しては、たとえばホジキン・ハクスリー方程式（37−39頁参照）といったモデルで記述ができて、かつそういった膜レベルの現象に関しては予測もできるのですが、脳は神経細胞が一〇〇〇億個ありますし、ネットワーク構造や情報コーディングがわからないということもありまして。

伊藤　「学習」に関しては、ネットワークモデルで成功したんでしょうね。

合原　そうでしょうね。「ヘブの学習則」モデル（26−27頁参照）の影響力はとても大きかったです。さらに、細胞レベルで、かつ神経スパイクのタイミングに依存してヘブ的な学習が起きるということも最近実証されています。

他方でヘブの理論が大きな影響を与えたのは、理論家がそれを取り入れて非常に重要な数理モデルをつくったということですね。

伊藤　その先、思考や情動や意思という問題に拡張してこないのは、やはり何か材料が足りないのでしょうか。だとすると、こちらの責任だね（笑）。

合原　伊藤先生は昔から理論家をエンカレッジして下さっているんですが（笑）、それに応えるような理論がまだ出てきていませんね。

ここ最近、たとえば大脳皮質に共通なネットワーク構造とか、抑制ニューロンの間にギャップ・ジャンクションという直接電気的に結合しているものが豊富にあるとか、モデル化の基礎となる材料はかなりの速度で増えてきています。そろそろきちんとした理論をつくるべき時期には来ているんですね。

伊藤　神経細胞のレベルでの研究はたいへん進みましたけれども、中等度のネットワークのレベルでの研究がなかなか進みませんね。コラムの中のネットワークが、現在ではいちばんわからないところです。まだつながり方がよくわかっていませんし。小脳のほうは、もう微小帯域の中の結合はだいたいわかりました。ただ、これも最近になってからですが、「ルガロ細胞」というのが脚光を浴びてきていまして、以前から存在は知られていましたが、どの研究者も重視していなかったんです。それがこのところすごくよく調べられて、二五ヘルツで発振しているということがわかってきました。常に休まず発振しているそうで、プルキンエ細胞とゴルジ細胞を抑制していることもわかっているのですが、入力がどこから来ているのかがよくわからない。妙な細胞ですよ。

合原 それは小脳の中にたくさんあるんですか。

伊藤 たくさんあるんです。これまでの理論には完全にそれが抜けていた。ネットワーク理論にどんな影響を与えるのかなあ、と思っているのですが。

合原 こういう新発見によって、逆に結構がっくりくるわけです（笑）。生理学的にはいかに大発見でも、理論からいえばやっかいな代物になる。ある程度、実物に近づかなければ予測はできない。しかし近づきすぎると、いまのお話のような新しい発見があった場合、運が悪いとすべてがジャンクになってしまうんです。少々新しい発見があっても関係ない原理を導く、という甘利先生の行き方が正しいのは、そこなんです（笑）。

松井 それは物事の考え方として、よくわかります。そうでないと自分が何をやっているのかが途中でわからなくなってしまいますからね。

合原　ところがそういう抽象理論だと、生理学者にはわかりにくいんですよね。

伊藤　最近、具体的な場面では、理論が実験の一部のようになってきていますね。理論がないと実験ができないし、実験しないと理論も成立しないという、ほとんど裏腹の関係になっているところがありますね。

合原　脳の計測技術の進歩がとても大きかった。微小電極から始まって、先ほどの光学的計測やファンクショナルＭＲＩなど、空間パターンで見えるようになったのはとても大きな進歩だと思います。新しい計測技術が出てくると、それで可能になった計測をこぞって行って一気にレベルが上がる、という好ましい循環がありました。

日本の脳研究が優れているのは、生理学の伊藤先生と、数理モデルの甘利先生がいろんな場をつくって下さったおかげで、実験と理論の間のディスカッションが活発で、いわばコラボレーションの伝統が育ったためだと思います。

伊藤　一九六〇年頃の東大は、結構いい雰囲気だったんです。学生紛争で瓦解してしまいましたが。

松井　そんなところに影響が出ていたんですか。

伊藤　いま、そういうディシプリン（学問分野）の融合がさかんにいわれていますね。

合原　そうですね。トランス・ディシプリナリといいますが。

伊藤　たとえば生物をやるのに、物理、化学、計算機、あらゆる分野の人が協同してことにあたる、そういう思想が強くなってきました。

松井　私の専門分野でも「アストロ・バイオロジー」に取り組んでいますが、生命の起源や進化という問題になってくると、まさにさまざまな分野が融合して、お互いに力を発揮しなければ前進できないような状況になっているという認識で、意図してそういう場をつくってやっていこうとしています。

合原　理化学研究所の脳科学総合研究センターでは、実験と理論をうまくコラボレーションさせるようなしくみになっているんですか。

伊藤　はい、とにかく自然発生的にインターラクションするようにしてあるんですが、同じ土俵に乗せるのに力が要るということはありますね。

松井　それはたいへんなことだと思いますよ。私たちは、二元論と要素還元主義という枠組みの中で「わかる」ということを理解してきたわけですから、それを超える新しい方法論がなければ、トランス・ディシプリナリなどは本当は不可能ですよね。

でも脳科学を突き詰めていくと、そういう方法論が出てくるのかなという気がします。

III

こころという煩悶

微に入り過ぎることの危険性

松井　コミュニケーションという意味で、いままったく違ったフェーズに入っているると思うのは、人間圏という一つの構成要素における内部システムの構成要素間の関係性に注目すれば、まったく異なるネットワークができる可能性があるからです。それを理論として予測していただきたいとも思うんですが。

伊藤　この頃は、理論が現実化するのが早いですからね（笑）。

松井　人間圏では、理論があることを予測すると、それが共同幻想になって、そちらに走る可能性があります。

合原　そうですね。ただ、問題は人間圏のエレメントとしての人間を、どう数理モデル化するかということですね。

松井　人間なんて、まさに粒子性と波動性と両方兼ね備えているようなものじゃないですか。そう思えば、社会科学にしても、再度見直していくと、ぜんぜん違った問題が提起される可能性があると思いますが。

合原　とても重要なのは、人間の個性をどう入れるかということでしょうね。物理の粒子とは違って、人間は一人ひとり違う。だからその分布のようなものを適切に入れないと、社会システムモデルが求めているものにはならないような気がするんです。

伊藤　多様性が一つの法則ですしね。これがないと進化に生き残れない。

松井　そういう意味では、脳の神経細胞には、個々にはそれほど自由度はないのですか。

合原　いえ、ずいぶん違います。形態で分けただけでも、優に二〇種類はあります。

伊藤　小脳には細胞が七種類あって、きちんと回路ができています。大脳では、大雑把には一〇種類程度に区別できるのですが、細かく分けていくと、無限に分かれるんです。

松井　細かくとは、どういうレベルの話でしょうか。

伊藤　たとえば、含んでいる物質の種類とか、イオンチャネルの遺伝子の分布。カリウムチャネルにもさまざまなものがあります。細胞によって細かな違いがあるので、すべて挙げていくと、ものすごく多彩になってしまうんですね。それで、調べてきた研究者たちが逆にどうやって収拾するのか、少し途方に暮れているような状況です。

合原　そうですね。

伊藤　それとおもしろいのは、八木健（大阪大学細胞生体工学センター）さんがいわれているような突然変異を頻繁に起こす大脳皮質の細胞の存在です。これは非常に不思議でして、あたかも免疫系の抗体が多様で、どんな抗原にでも対応できるのと似ているということで、いま話題になっています。そこが小脳と大脳の違いかな、とも思います。

合原　エレメントの多様性のようなものでしょうか。

松井　それほどに多様だとなると、先ほどの粒子の例でいえば波動性ではなく粒子性が重要になってきて、全部異なった性質のもとに動いているような気がしてきてしまいますよね。

合原　その違いの多様性が、動作モードに効いている可能性があります。ホジキンとハクスリーがノーベル医学・生理学賞を受賞した式というのは、ヤリイカの運動神経において、カリウムチャネルを一種類扱ったものなんですね。

ところが大脳皮質にはそれ以外のカリウムチャネルがあって、それを考慮するかどうかで、ニューロンの動作モードが「クラス1」「クラス2」と変わるわけなんです。この動作モードはホジキン自身が調べているんですが、そういうチャネルの違いが個々のニューロンの動作の力学構造というダイナミクスの定性的な違いになって現れてくるので、多様性をどう捉え、どう考えるかというのはとても大切な問題なんです。

松井　しかし、理論家はそこから何かある基準に基づいて本質的なことをいくつか抽出してやらなければならないわけでしょう。多様性をそのまますべて取り入れてしまうと、モデル構築はもはや不可能になりませんか。

合原　ホジキンが「クラス２」と呼んでいるのがホジキン・ハクスリー方程式なんですが、これは入力を上げていくと、「ホップ分岐」という分岐点でニューロンがすごく興奮し始めるというものなんです。クラス２のホップ分岐は、あるところまでノイズがなければ発振せずに、唐突に有限の周波数で発振が始まる、つまりジャンプをする。

しかし、大脳皮質のニューロンによく見られる「Ａカレント」というカリウムチャネルを考慮すると、「ホモクニック分岐」というのが起きて発振が始まります。これが「クラス１」です。ホモクニック・オービットがあると、原理的に周波数ゼロから、つまり十分低い周波数から発振が始まって、連続的に増えていきます。一気に飛んで発振し、さほど刺激の強さには依存せずにほぼ同じ周波数を保つクラス２と、ゼロから滑らかに増えていくクラス１、要するに動作モードがまったく異なるんですよ。

個々の遺伝子の発現に応じて、いろんなイオンチャネルによって細かい動作の違いは出てくるかも知れないけれども、定性的に見ると、この二つを本質的な動作モードの差異として区分できるんです。したがってそういう観点から見れば、かなりの程度で機能と関連ある形で、かつ大胆でグローバルな分類ができると思います。逆にそういう観点を持たなければだめなのではないでしょうか。

ゲノム解析においてもたぶん同様の問題があって、あまりにデータが豊富に取れるがゆえに、情報の洪水になってしまって、逆に本質が見えなくなるという危険性もあり得ると思うんです。

松井　そうかも知れませんね。

「情報」は組み合わせの産物

伊藤　一般的に、私たちは「新しい情報をつくる」というでしょう。物理的にそういうことはあるんですか。いつだったか、「情報ができる」とうっかりいったら、怒られたことがありましてね。いわく、「それは物理ではない」と(笑)。

松井　物理学的にはないでしょうね。情報と呼ばれるものの背後に何があるのかを解明するのが物理学でしょうから。

伊藤　ないそうですね。情報は横に転がすだけで、「新しい情報」などないと。

松井　少なくとも大統一理論のようなすべての究極を解明するものがあるとすれば、

それを情報と考えられなくもないですが、それ以外の情報など、ないと思います。

合原　なるほど、物理学者はやはりそのように考えるんですね。カオスのようなものは、時間とともに軌道の豊富さが増えていきます。これはある意味で、情報を生成しているという捉え方はできるように思いますが、これはどうでしょう。

伊藤　ああ、そうか。

松井　「情報」の定義にもよるのではないでしょうか。自然に関しても、アリストテレス的な物事の考え方と、プラトン的な考え方と、根本的なレベルで異なる二つの考え方がありますものね。

先ほど伊藤先生がおっしゃった意味での「情報」の場合でいいますと、たとえば宇宙が、または地球が、あるいは生命が「分化している」といったとき、それを「情報」という言葉で言い換えれば、情報が生まれていることになります。しかし、それを現象として生じさせる何かがあったとして、それを「情報」という意味で捉えれば、新たに情報は生まれないということになるでしょうね。

新しい物質や構造が生まれてくるという現象のことを「情報が生まれる」と換言すればそういえなくもありませんけれども、それはある情報に基づいて構造や秩序が生まれてくるという意味での情報ではないと思います。

合原　なるほど。

伊藤　脳の場合は、組み合わせを変えているだけのようなところがありますね。いろいろな刺激を、違った組み方をすれば新しいものができてしまう。

合原　膨大な数の組み合わせがあれば、それでもかなりのことができてくるでしょうね。

松井　先ほどの波動性と粒子性という表現に置き換えれば、私にとっては理解しやすいですけど。ユニットの規模によって、どちらが強く現れてくるかという違いを考慮すれば、大雑把には、脳でやっていることを理解できる感じはします。もちろん、そんなに単純なものではないんでしょうけれども。

大脳皮質という悩ましさ

伊藤　脳の理解はだんだん進んでくるんですが、「こころ」にはなかなか到達しませんよね（笑）。いつも「こころ」のことばかり聞かれて、脳生理学者の私は閉口するばかりです。「少しは脳のことも聞いてください」と（笑）。

合原　伊藤先生の先生だったエックルス先生*は、最後に「脳とこころは別々の実体で相互に作用する」という二元論に向かわれましたね。以前からエックルス先生は、そういうお考えを持たれていたのですか。

＊ジョン・エックルス　John Carew Eccles（一九〇三〜一九九七）、オーストラリアの神経生理学者。脊髄内の神経機構の研究に従事し、中枢神経の基礎的な過程の分析的研究に主導的な役割を果たした。一九六三年、A・ハクスリー、A・ホジキンとともにノーベル医学・生理学賞を受賞。

伊藤　彼が若い頃に書いた本に、その兆しは少々あるんですけどね。

合原　そのお考えが、晩年になって徐々に強くなっていったんでしょうか。

伊藤　はい、反射学で有名なシェリントン*が彼の先生なんですけれども、シェリントンは反射を土台にして脳を組み上げていこうとしたのです。しかしその死の間際に、「とてもだめだ、自分はあきらめる」とエックルスに言ったそうなんですね。その話は、エックルスに何度も聞かされました。そして、彼自身もだんだん二元論に取りつかれてしまった（笑）。

＊チャールズ・シェリントン　Charles Scott Sherrington（一八五七〜一九五二）、イギリスの神

経生理学者。神経現象の秩序の基礎としての反射学を大成した。「シナプス」の命名者である。神経細胞の機能に関する発見により、一九三二年にE・エイドリアンとともにノーベル医学・生理学賞を受賞した。

合原 ボトムアップでは、こころまではなかなか行けませんからね。

伊藤 それはどだい無理ですよ。主に脊髄を研究していたわけで、急激にこころの問題にジャンプしようとしても、ずいぶんたくさんの壁がありますよね。そういう事情だったと思うんですが、加えてせっかちにもなってきましてね(笑)。

合原 伊藤先生のお話でいえば、コントローラーの第一、第二、第三ぐらいまでの部分の研究であって、やはりこころにまでは至っていないと。

伊藤 ええ、まだ生得的な行動のレベルにまでしか行っていません。しかし、あの部分もよくわからないんです。なぜあの部分で情動が、つまり怒りや喜びの感情が起きるのか。

合原 実は、すでにこころと関連してくるわけですね。

伊藤 そう、最初の接点なんですね。そこが解明できていないのは非常に残念です。高次機能においては、一部解明できていることもあるのです。小脳のしくみや、大脳基底核、大脳皮質も少しずつわかっています。しかし、こころに関係して道筋をたどろうとすると、まず視床下部の情動で止まってしまうんですね。その先へ進むことができない。

私たちは一日中、喜んだり、悲しんだり、怒ったりしていますよね。視床下部の中枢がそれらの基本ですものね。イヌでも、ネコでも、魚でも、みな共通に持っている部分ですから、エサを食べるのはもちろん、見ただけでも喜びますし、敵を見れば怖れて逃げたり、攻撃したりという行動もすべて視床下部がつかさどっているわけで、私たちの日頃の気分の源泉もそのあたりにあるのです。

どうもまだはっきりしないのは、自分のためになる・ならないという選別をする基準が、どこでどういうふうにつくられているのかということです。ある刺激を見て、「こいつはいけるぞ」とにこにこするか、「これはだめだ」と青くなるか、その分かれ目になる基準が視床下部にあるはずなんですが。

合原 そうですね。ニューロン応答としては、データは取れるのですか。たとえば、『快』のときにはこのニューロンが興奮している」とか。

伊藤 むしろ、刺激でマップがなされているんです。「このあたりを刺激すると、喜んだ格好になる。このあたりでは怒った格好になり、このあたりでは何かを一生懸命になって探し出す」といったように。動物でのことですが。

松井 その際、何らかの物質が出るのでしょうか。

伊藤 視床下部にはいろいろなペプチドやアミン*が含まれているので、そういうものが出るでしょうね。

＊ペプチドやアミン　タンパクはアミノ酸の高分子化合物だが、一般に連結したアミノ酸の個数が少ない場合にペプチドと呼ばれる。アミンはアンモニアの水素原子を炭化水素基で置換した塩基性の化合物の総称であり、神経に作用する生理活性の強い物質が多い。

合原 「快」や「不快」がニューロンの発火に還元されるとすると、それでいいのかな、というもやもやした感じが少し残りますね。クオリア*の問題もたぶんそうだと思うのですが。

＊クオリア　一般に、人間の意識が何らかの感覚刺激を受け取ったときに発生する感触のことを指し、言語や物理的特性によっては記述しつくすことができないとする。たとえば「赤さ」について、万人が同じものを見たからといって同じ「赤さ」を経験しているとはいいきれない、というようなことがしばしば問題とされる。

伊藤　視床下部で判断するんですが、クライテリア（判定基準）になっているのはやはりドーパミン細胞なんです。ドーパミン細胞がドーパミンを分泌するのは「快」なんですよ。これはさまざまな場合で観察できます。

松井　「快」はドーパミン細胞がすべてなんですか。それとも、まだ他にもあるんでしょうか。

伊藤　もう一つ、ノルアドレナリン系[*]もありますが、ドーパミン系とは「快」の性質が少し違っています。

ドーパミン系には、予測した「快」もあるんです。何かうまそうなものを見ると、食べる前から「快」になり、手に入れようとする衝動に駆られます。食べてから「ああ、おいしかったな」というときにはノルアドレナリン系が働くという（笑）。結果としてね。

＊ノルアドレナリン　覚醒系の神経伝達物質。不安や恐怖を引き起こしたり、覚醒・集中・記憶・積極性などを亢進する働きがある。ストレスとの関連も深く、緊急反応の際に自律神経の末端で分泌され、交感神経を刺激。血圧や心拍数を高める作用がある。

松井　ああ、そうなんですか。要するに、ドーパミン系のほうが大脳皮質的な内部モデルに関係して「快」を感じているのですか。

伊藤　ええ。ですから、ドーパミン系のある位置を電気で刺激すると、明らかに「快」の状態を起こしていて、その動物は繰り返し、刺激を受けるように、受けるように振る舞います。

合原　そういう意味では、脳も単純かも知れないんですよね。

松井　とても不思議ですね。一方では非常に単純であり、他方ではものすごい複雑さがあって。

伊藤　しかし、どういう場合にドーパミンの報酬系（79頁参照）に転がり、どういう場合に逆の罰系――回避系ともいいますけれども、逃げ出す方向に転がるのかが、いま一つよくわからなくて。

松井　「不快」のときにも、何らかの物質が出るのですか。「快」のドーパミンに対応するような物質として。

伊藤　「不快」の物質は特定されていないんです。起こす場所は「快」とは少しズレています。われわれの気分は「快」と「不快」の間を、常に動いているのです。

松井　どちらかに静止した状態はなくて、絶えずゆらいでいるということですか。

伊藤　それを薬で制御して、「快」の状態に強制的に持っていくのが、覚せい剤や麻薬ですよ。逆にナロクサンなどの薬は、「不快」へ持っていきます。いろんな物質の拮抗の上に「快」と「不快」のバランスが保たれているわけです。

しかし、「快」・「不快」を決める基準が遺伝子によって設定されているのか、学習で設定されるのかはよくわかっていません。視床下部のレベルであれば、遺伝子で相当な部分が設定されていないとおかしいでしょうね。その先は、大脳が学習で設定し直すということではないでしょうか。

合原　伊藤先生が例に出されるお話で印象的なのが、拷問の話です。苦痛を与えられたとき、普通は反射的に避けますが、たとえば仲間のために我慢したり、究極的には宗教観から喜んで死を選んだりすることもある。あの話は感動的ですらある。

伊藤　そうですか。

松井　あれはわかりやすい。私も時折、自分の講演の中で使わせていただいています。

合原　脳の高次機能が、「不快」に介入していくということですよね。

松井　あの考え方そのものが、すごいアイデアだと思いました。あの説明で、本質

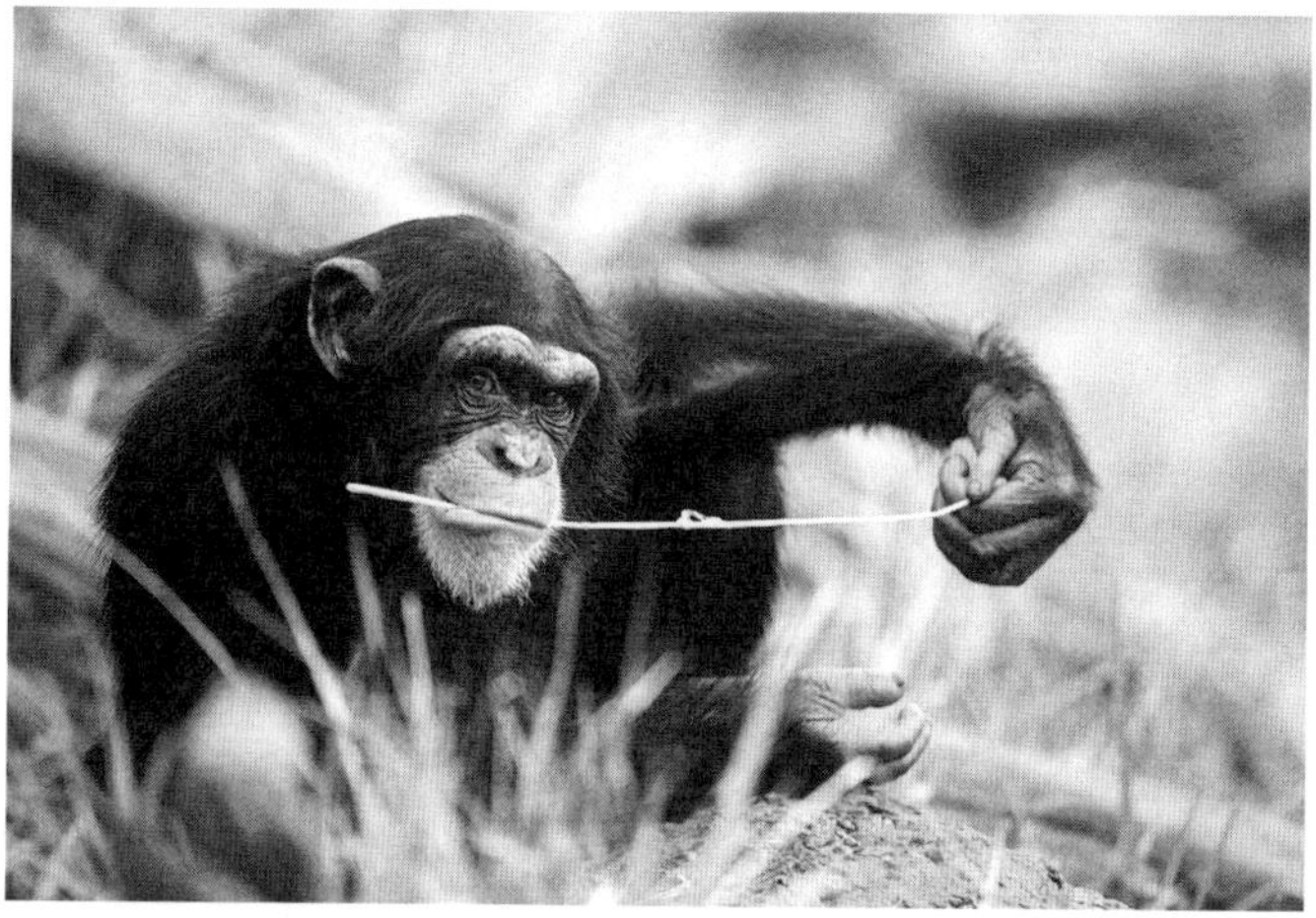

がわかったような気がしました。

伊藤　以前に、サルとヘビの話をしたでしょうか（82頁参照）。普通のサルは、ヘビを見ると逃げるんですね。しかし、扁桃体《へんとうたい》が傷ついてしまったサルは逃げないのです。むしろ、平気でヘビを捕まえて食べるような行動をする。つまり、扁桃体が本来の行動をリセットしているのです。

松井　扁桃体は、遺伝的に経験を蓄積しているということですか。

伊藤　最初は遺伝的に決まった部分があって、その部分だけだと、サルはヘビを見ても食物としか考えずに噛みつくのですが、「あいつは危ないぞ。下手に近づくとやられるぞ」ということを扁桃体が学習して、次は逃げるようになる、という説明ができますね。

合原　先ほどの拷問の話も、仲間のためとか、宗教とかといったことに扁桃体が関与しているということになりますか。

伊藤　ええ、最後はすべて扁桃体を通ります。他説もありますが、これまでのところ、やはり扁桃体がそういった刺激と報酬の関係をリセットする場所と考えています。社会的な刺激、さらに文化的な刺激を扱うのは大脳で階層的に積み上がっているけれども、それらをドーパミンの報酬という性質と結びつける役割は扁桃体に集中すると考えています。

松井　進化的にはやはり後から大脳皮質のような部分ができてくるので、入り組んだ複雑な構造になってしまっているということでしょうか。もともと持っているものは利用しながら。

伊藤　そう、そう。鳥類で大脳皮質が現れ、本格的に出てくるのは哺乳類になってからですね。恐竜などは大脳皮質を持たずに隆盛を誇ったわけですから、弱肉強食の恐ろしい世界が展開されたのです。現在のヘビやカエル、魚も、大脳皮質なしで生きているわけです。

仮に、哺乳類に大脳皮質がなかったとしても、生き続けることはできるでしょう。ただ、行動は乱暴になるでしょうね。非常に衝動的であるとは思います。社会性や文化性を担っている大脳皮質がなくても、恐竜と同様、生物として生きることはできるということです。

こころはどこにあるのか

松井 そうすると、結局「こころ」とはどこにあるのでしょう?

伊藤 どこにあるんでしょうね(笑)。

やはりフロイドの主張は正鵠を射たところがありますね。本能的で、非常に衝動的な快楽追求型の「イド」という部分が人間のこころの中にある。これは現代の解釈でいえば、視床下部から大脳の辺縁系、扁桃体を含む部分です。

その上位に社会性をもつ「エゴ」(自己)という部分があって、それは外の世界と調和して生きることを使命にしていて、外の世界と調和するようにイドをなだめすかしている。イドは、放っておけば快楽を追求するわけですから、エサを見れば飛んでいき、異性を見れば襲う……という生活をエゴが社会性のあるものに抑制しています。

さらにその上に「スーパーエゴ」（超自我）というのがあって、それがエゴとイドを抑えている。それは文化的な、道徳や倫理や宗教というもので規範をつくり、それに基づいて抑えているのです。ところが、いろんな病気でそのバランスが崩れ、おかしなことが起こります。

合原　伊藤先生の五つのコントローラー、四つのレギュレーターの話と、イド、エゴ、スーパーエゴの場所は対応がつくのですか。

伊藤　ええ、そういうふうに置くことが可能です。イドは生得的行動から大脳辺縁系にかけての部分に置けるし、エゴは感覚運動野、スーパーエゴは大脳連合野という置き方はできるんですね。

先ほどの、子どもがキレるなどというのも、スーパーエゴが主に前頭葉にあるとすると、説明できるわけです。

ただ、その三つの領域の拮抗するしくみがよくわからないのです。

松井　そういったマクロな解釈と、ミクロな解釈がまだなかなかつながりませんね。

伊藤　そうなんです。脳が神経回路だという考えを基本として、さまざまな研究がされていますよね。ネットワーク理論もそうだし、もっと簡単なところではさまざまな発振器ができるし、実際にいろんな種類の発振器のあることがわかっている。記憶装置もある程度はわかってきていますけれども、やはり情動とか意思とかというテーマになると、本当に手の届かない高峰に思えてしまいますね。

そして最後に主観にタッチすると、もうどうしようもなくなってしまう。こころの問題というのは要するに主観の問題ですから、本当に扱いにくい領域ですね。脳が働くしくみから、こころが動くしくみをつないでいこうということは試みとしてはできますが、そのこころをどうやって自分が感じるのか、自分というものをどうやって意識できるのかという難題です。

合原　「アイネス」ですね。

伊藤　ええ、アイネスの部分に来ると、いまはちょっと手が出ない。どうなんだろう、そういう理論はできますかね。

合原　うーん、いまは「意識の数理モデル」が流行していて、研究している学生はいますが、まともな理論はまだ出てきていないと思います。

伊藤　それは、いくつか安定点があるという類の理論ですか。

松井　そもそも意識とは、どう定義するんでしょうか？

合原　その定義をするのが研究の中身ともいえますが、定義さえすればモデルはつくれますよね。たぶん機械もつくれるでしょう。ただ、どう定義するかが非常に重要なポイントですね。

伊藤　プログラムなら、全体チェックしているような。

合原　ええ、そうです。非常に簡単な捉え方でいえば、どこかで自分自身のシステムをモニターする部分があって、そこが意識の座であるというのが素直なのではないでしょうか。

ただ、脳は無意識の部分でもいろいろなことをしていますから、意識・無意識のあたりから調べていくのも一つの切り口だと思うんですね。

伊藤　情動も一つの手がかりにはなりますね。「知」「情」「意」といいますが、ここには三つの側面があって、意識——コンシャスネスではなく、アウェアネスの意識を指しますが、視野の中で何かが動いているとか、誰かがやってくるとかということを意識するアウェアネスは「知」の側面です。

「ああ、気分がいい」とか、「自分は生きているぞ」と実感するとか、そういう情緒的なこころの側面が先ほど出たクオリア、つまり「情」の側面です。

「意」は、自分が能動的にやろうと思っている自己ですよね。

同じものを三つの側面から見ているのか、それとも三つあるのをどこかで結びつけているのか、そこが不思議なんです。

松井　「知」と「意」の違い……。そういわれると、それはそれで納得してしまいますね（笑）。

神経に魂が降りてくる？

松井　ここで編集部の求めに応じて（笑）、従来解決していないような、いわゆる未知のものについてまとめておきたいと思います。
「脳とこころは別のものだ」というのが、脳研究における二元論ですね。
伊藤　アインシュタインが宇宙に神を感じたといいますが、これはどういうところに感じたのでしょうか。
松井　美しい法則性や、秩序をいっているのではないでしょうか。
伊藤　なるほど。

松井　われわれ自身の経験でも、何か複雑に入り組んでいるものが単純明快にすっきり理解できたら、そういう表現をしてもおかしくはないと思います。しかしどうやら、脳のしくみを考えるとすっきりすることはなさそうですね。

合原　すっきりさせたいんですけどね。脳が複雑系の典型例だというのは、そういう表明も含んでいるのだと思いますね。単純な美しいモデルで記述はできないのではないかという。

伊藤　だから、エックルス先生も晩年になってせっかちになりすぎて、奇妙なモデルをたくさん発表したんですよ。「サイコン」とか「デンドロン」とかね。

合原　そうですか。

伊藤　脳とこころを無理に結びつけようとしたわけです。たとえば大脳の錐体細胞の樹状突起は何十本か束になって見えるんです。これがこころと何らかの関係があるといい出しましてね、これをデンドロンといいますが。

デンドロンにシナプスが多数あって、ここに魂がやってきてドッキングする。これに「サイコン」という名前をつけた。それを最後の本に大まじめに書いているので、弟子の私としては弱ってしまってね。

松井　その場合の魂とは、どんなものだと考えていたんでしょうか。
伊藤　それがわからないんですね。ただ、エックルスの基本的な説は、「デカルト*はこころが脳を動かしているといった」というのを拡張して、脳とこころが相互に働きかけ合うと考えたわけです。

＊ルネ・デカルト　Rene Descartes（一五九六～一六五〇）、フランスの哲学者・数学者・自然学者。有名な著作『方法序説』の中の「われ思う、ゆえにわれあり」（Cogito ergo sum）の「われ」とは明らかに身体ではなく、あくまでも精神としての「われ」をいっている。

合原　こころにも実体はあるんだということですか。
松井　その相互作用を媒介しているものを魂と呼んだということでしょうか。
伊藤　いや、いや。相互作用を媒介している脳の領域があって、それを彼は「連絡脳」と称して、その連絡脳にある細胞が受け皿になっていると。その受け皿の構造がデンドロンであり、サイコンだといい始めたから、脳の研究者は仰天してしまった。やはり、そういう性急なことをしてはいけなかった。
合原　そうなんですね。つまり、意識やこころの問題というのは、脳を総体として理解しないと出てこない性質なので、デバイスの積み上げで理解しようとすると、どうしてもジャンプしなければならなくなってしまうんですよね。

伊藤　一つは、何かそういった特殊なデバイスがあるかどうかということですね。先ほども、人間にしかない神経細胞の話をしましたが。

合原　あれには驚きました。

伊藤　他にもまだ、自発的な活動の原因になっている細胞があるとかね。いまネットワークから細胞へ回帰する傾向が少しあるんですよ。というのは、たとえば発振回路ですが、一方が活動すると他方が抑えられ、一方がくたびれてくると、今度は他方が活動を始めて抑えるというように働く発振回路はあるが、その一方には心臓のようなペースメーカーの細胞もあるわけで、双方の相互作用で安定に活動しているという。だから「回路よりもペースメーカーのほうが大事だ」と力説する人も出てきている。記憶に関しても、ヘブ以来の回路の構造が重要だという説から、細胞に戻るという勇ましい論説が出たりするんですよ。

合原　ある意味で揺り戻しのような感がありますね。複雑系が要素還元論の否定をあまりに強調しすぎたために、要素の解明をおろそかにするという変な風潮が出てきたことと似ています。やはり脳というのは細胞自身も複雑ですから、要素を見ることも重要なのであって、どちらも必要なのだと思います。

科学のムーブメントというのは、どうも行きすぎる傾向があって、戻れば戻ったで、それがまた行きすぎる。

松井　われわれは単純に理解したいという欲求が強いですから、そう思い込んでしまうところがありますね。

生命とゆらぎ

松井　未知のものが急速にわかってきたという意味では、カオスもそうですね。
合原　カオスを生み出す種は、実数の複雑さにあります。われわれ科学者は、何となく実数を扱えるように思っていますが、実数の複雑さをデジタルコンピュータで扱おうというのは、基本的に無理なんです。デジタルコンピュータというのは有限のビット数で扱わなければなりませんから、実数の本当の複雑さは扱えないんですよ。
多くの理論は、おそらく実数の複雑さそのものは全部扱えなくても、それほど影響を受けないと思いますが、カオスはそれが種になって複雑さが出てくるものですから、その実数が扱えるか扱えないかというのは根源的に重要な問題となるわけです。神様であれば無限までわかるかも知れませんが、私たち人間は有限の精度しか扱えませんから、そこでいろんな破綻が起きるんですね。たとえば予測ができなくなったり。

松井　まさにそれがカオスですからね。

伊藤　フラクタルも無限に出てくるわけでしょう。

合原　そうですね。理論的には無限の入れ子的階層構造を持ちます。

伊藤　カオスで自由意思のようなものは説明できるんですか。

合原　カオスには予測不能性があります。生物はたいてい、予測不能な動きをしますよね。それと何らかの意味で関係しているとは思っています。しかし予測可能性に関しては、むしろ内部自由度が大きいということのほうが重要かな、と思っています。

つまり、われわれがいちおう理解したと思っている人間でも、われわれが見ているのはほんの一部分ですから、捉えきれていない膨大な内部状態があるはずですよね。そこのギャップが予測不能性となって表れるのだと考えています。

伊藤　生物の絶対条件は、何かを自発することですよね。赤ん坊も活発に動きますし。
合原　自分でゆらいでいるといった感じがしますね。
伊藤　結局は、あれもゆらぎの問題ですか。
合原　ええ、ゆらぎのメカニズムとしては、カオスのようなものは絶対に使われていると思いますね。
松井　そうでしょうね。絶対零度、つまりある意味で死の世界以外に、安定などあり得ないことですから。
合原　そうです。したがって、逆にエンジニアがゆらぎをうまく使おうとするとき、カオスを利用するんですよ。ゆらいでいるものを簡単につくり出すには、カオスを使うのが楽で自然なんですね。脳や生物も、ゆらぎが必要な状態では、非常に簡単なからくりでゆらぎを生み出せるのでカオスを使っているということは十分想像できるんです。
伊藤　バクテリアが鞭毛でさかんに動き回るでしょう。あれも同様ですか。
合原　最近計測技術が大きく進歩しているので、今後詳しい解析ができると思います。非線形性があればカオスは当たり前に出てきます。生物のデバイスというのは基本的に非線形なので、原理的にはいくらでもカオスが出ているはずなんです。それを積極的に使っているかどうかという問題でしょうね。

伊藤　脳の中でぴょこぴょこ動いている細胞がないかどうか、知りたいね(笑)。しかしどうも、本当に見た人がいないのでわかりませんがね。

合原　それがカオスなのか、あるいは確率的なゆらぎなのかという区別も、内部自由度が高いと非常にむずかしいと思います。

松井　私たちは、生命は情報を使っていると思っていますけれども、その「情報」の定義にかかってきますね。以前私たちは「意味のある情報」と「ノイズ」との二つにしか分類していませんでしたが、実はノイズの中に情報があった。それがカオスだったわけでしょう。

合原　そうなんです。カオスとは、決定論的法則にしたがって生み出されているノイズだった。

松井　私たちが考えていた「情報」そのものが、非常に限定的だったというわけです。生命というものは、本来そういうこれまでノイズの中に隠されていた情報と関わっているのでしょうね。

おそらく、私たちの考えてきた「情報」こそが、いわゆるゲノム的な「硬い情報」だったのではないでしょうか。ですから「情報」を定義し直していくつかに分けて考えると、違うものが出てくるんです。

合原 先ほど伊藤先生がおっしゃったように、生物は自発的にゆらぐという性質を持っています。ゾウリムシのような単細胞生物ですら、そうですよね。ゆらいでみて、環境と相互作用して、その結果を取り込んできて、それで適応していくようなところがありますから、やはり自分でまずゆらぐということは非常に重要ですね。

松井 生命を定義するときに、そういった定義をあまり聞いてきませんでしたね。従来いわれてきたのはスタティック（静的）な定義で、ハードな情報といいますか。

合原 はい。むしろ、ダイナミックかつアナログ的なものなんですよね。

霊気、前兆、テレパシー

伊藤 まだはっきりわかっていないこととして、「霊気」とか「前兆」とか「テレパシー」を感じる細胞はあるのかということに、一時期関心を持ったことがあります。「磁気を感じる脳細胞があるのが見つかった以上、テレパシーを感じる細胞がないとはいえない」とうっかり本に書きまして（笑）。ないとは証明できないんです。鳥は磁気を感じるといいますね。脳に一種の磁性物質を持った細胞が見つかったんですよ。それを使って地磁気を感じながらナビゲーションをしている。それが発見されたのは比較的最近のことなので、まだそういった類のセンサーを持った細胞があるかも知れないといって（笑）。

頭から出る磁気は知れていますし、人工的に脳を磁気で刺激はできますけれども、ものすごく強い磁場でなければならないでしょう。

合原　そうですね。シグナルの強さの問題があるでしょうね。量子効果に関してもそうです。テレポーテーション*のようなものが量子論的にはあるのかも知れないけれども、脳でそれが起きるかというと、ちょっと厳しいかなという感じはします。

＊テレポーテーション　瞬間的に遠隔地に移動する／させること。その方法が科学的であれ非科学的であれ、これまでは想像の産物だったが、一九九三年にアメリカのC・ベネットが量子レベルの不確かさを利用した「量子テレポーテーション」のアイデアを提唱。近年これを実証する研究が相次いでいる。

伊藤　だから普通の細胞じゃだめですよね。何か特殊なセンサー細胞があるかどうか。

合原　ただ、脳のような複雑なものだと、これからも未知の細胞がどんどん見つかってくる可能性はあります。海でいろんな生物が見つかるのと同じです。

伊藤　そうなんですね。それから気功。ある大きな会社の社長さんが気功に凝っちゃってね、「中国から気功師を呼んだから会ってください」っていわれて、僕は困りましたが（笑）、あれはどういうことなんでしょうかね。

たとえば被験者に一階にいてもらって、二階からその被験者の足を動かしたとか、そういうこともいわれるんですけれども、本当かな。

昔、霊媒を囲んで机の上に手を置いて、一同そろって沈黙していると、机が回り出すというのもありました。すごく流行しましたね。あれは、完全に無意識に手で机を回しているということらしいですね。

すべてどこかにトリックがあると思うんですが、どうも信用できないスプーン曲げも、真面目に考えると、何か特殊なものが出ているということなのかなあ。気功師の手はものすごく温度が上がっていて、赤外線が出ているともいわれますが。

合原　実際その治療を受けて、元気になった人は大勢いますよね。気のせいなのかもしれませんが。

松井　「病は気から」ということもありますよ。

伊藤　しかし、「非科学的だ」と一方的に切り捨てるのも、少し抵抗がありましてね。

合原　そうですね。いちおう留保しておいたほうがいいかも知れませんね。

伊藤　ええ。X線も、見つかってからまだ一世紀ほどしか経っていませんからね。

合原　何か物理現象としてあり得ますか？　要するに何らかの相互作用によって、いままでに説明しきれていない現象が理解できるといった。

松井　うーん、でも生物は基本的には細胞レベルの化学反応で説明できますよね。ですから、さほど特殊なものは考えにくいと思います。原理的に考えていけば、何でもありということはいえると思いますが。われわれ惑星物理学の世界でも、惑星直列が地球に何らかの影響を及ぼすなどといわれます。それはもちろん、多少変化はあるでしょう。しかし、それが何かを起こす力かというと、ほとんど無視してよいレベルなのではないかと思います。

伊藤　そうですね。

合原　脳計測に関しても、高いエネルギーの粒子線を利用するというアイデアがあります。

伊藤　透過力がすごいんですね。

合原　原理的には時間分解能にも空間分解能にも優れたものができておかしくないらしいのですが、実現はきわめて困難なように見える。ただし、そういった可能性は、とりあえず留保しておいたほうがいいかな、という感じもします。

松井　可能性は可能性としてね。私は脳の中に内部モデルを構築することを、「共同幻想」という一言で表現してしまうんですが（笑）。私たちは、存在するものを存在すると本当に思っているかといえば、そんなことはない。有用なものなら、それはそれで価値を認める、という程度には柔軟性を持っているつもりですけれども。

人間圏のビッグバン

松井　あくまで進化論的に考えればということですが、人間圏という集団をつくって生きるためには、先ほどの「キレ現象」ではありませんが、情動が行動に短絡するような未発達な人間の割合は、以前よりずっと減ってこなければなりませんよね。しかし社会がある発展段階になると、またそれが増えてくるというのは……。

合原　人間圏が発達しすぎた。

松井　人間圏が、実はいまビッグバンを起こしつつあるという言い方をしているんですけれどもね。

いま現実に起こっていることは、インターネット社会ということで、情報が個人に拡散していく現象です。すると、共同幻想という、共同体をつくっていた求心力が弱まって、システムとしての人間圏のユニットが個人に移行していきますよね。それは人間圏というシステムの構成要素が究極の構成要素に分解されていくという過程ですよね。

宇宙にしても、過去にさかのぼっていけば、温度が高くなって究極の構成粒子まで分解される。これがビッグバンですが、人間圏に起こっている過程はまさにそれと似ていて、人間圏がビッグバンを起こしつつあるという捉え方をしているわけです。宇宙、地球、生命の歴史である分化という流れからいくと、逆のこと、すなわち均質化が起こっているわけでね。そうすると当然、混沌と無秩序状態になっていく。均質化というのはそういうことですから。

伊藤 それが一方では相互作用で自己組織化していくということですか。

松井 自己組織化というのは、人間圏でいけば何かある種の共同体的なものが生まれてくるようなものですよね。一度壊さないと、そういうものが生まれませんから、また新たなる自己組織化が発現する過程にあるという捉え方もできるんですけれども、起こっていることはどう考えても分化とは逆のように思うんですよね。

合原 それは、コミュニケーションのあり方が変わってきているからだと思うんです。生物がいて、自己理解があって、他者理解があって、それで他者がいっぱい出てきてコミュニティとして共同幻想みたいなのがあって集団をつくっていくんですが、いまIT化が進んできているので、他者といってもコンピュータを通じた他者にすぎなくなってきていますよね。

従来の脳と脳との間での感覚と運動を介した相互作用が、人間圏の急激な発展とIT化によってコンピュータによる相互作用になってきている。だから、そこではもうコミュニケーションのあり方自身が変わってくる。

松井 言語を通じてのコミュニケーションというのと、そういう電子媒体を使ってのコミュニケーションとは違いますよね。

伊藤　違うでしょうね。

松井　ですから、脳の中に神経細胞のネットワークをつくることが言語とからんでいるとすると、コミュニケーションのあり方が変われば、これも変わってきますよね。

合原　先ほどの、光と音のディレイのような問題とも関連して、やはりわれわれは人と直接ぶつかり合ったときに表情を見ながら、人間対人間という形でコミュニケーションをつくってきているわけですよね。そこがまったく変わってしまって、ディスプレイを見ながらという状態になってきていますから、いままでの生物としての脳とはちょっと違う状況に置かれつつあると思いますね。そこには確かに、大きな変化が起きつつあると思うんです。

松井　それは、単純に情報が拡散していくということですから、エントロピーが増大していくことで。

合原　ホモジニアス（均質）になっていく。

松井　そう、ホモジニアスになっていくという意味で、分化とは逆のことが起こっている。宇宙でも地球でも生命でも、基本的には冷却して温度差が拡大するのが分化につながっている。

そのアナロジーで、情報が拡散しないで閉じているか・拡散するかを、人間圏が均質化していくか・分化するかに対応させているんですが、いまの例は別の意味で、すごくわかりやすいですよね。私たちが共同幻想をつくるという意味で、いままではまさに中途半端だったわけですね。いちおう生物的なものに規定されているという意味で……。

合原　ＩＴ化がなければ、どうしてもローカルな情報になってしまいますよね。それはある意味で健全だった。

伊藤　そういうネットワークですよね。だからそういうもので何かまとまったものができるというのが脳の不思議で。

合原　そうですね。

松井　その場合、数が重要なのではないかと思うんですよ。というのは、ローカルなネットワークの場合、数は限られるじゃないですか。ところがＩＴになって、その数が増えてしまったらどうなるか？　数の問題は自然と私たちの社会とが対応させられない、非常に大きな一つの理由ですよね。

自然とは、やはりアボガドロ数的でしょう。人間はいかに多いといっても六〇億人で、一〇の何十乗などというケタではない。したがって、両者は情報の比較といっても本質的に違う可能性があるわけです。

合原　そうですね。

松井　数が中間的だというのは、非常に本質的なことだと思います。多くなってしまえば、ある種統計的に決まりますが、中間的だと、起こる現象はすべて違うからです。

合原　理論的にもそこはむずかしいところで、昔から「中数の法則」などといわれているんですが、小数だとかなりきちんと解けるし、大数だと統計的な平均が使えるんだけれども、その平均的記述が使えないむずかしい領域なんですね。

松井　そうなんです。いま私たちは、社会そのものがその領域に入りつつある。そうすると、脳がそういうものに対応できないと、どうなるか？　先ほど出たような話に関係しますが、「異常」とも「正常」ともよくわからないけれども、脳の中に社会が投影されているという意味ではひょっとすると先取りしている可能性もあるわけですよね。

合原　人間圏が、システムとしてあまり有機体じゃなくなってくるのかも知れない。

松井　そう、それはまさにビッグバンじゃありませんか。

伊藤　かえって孤立してくるんですかね。

松井　私は、世の中がそういう方向に向かっているように思うんです。いわゆる国民国家というユニットの求心力がなくなってくると、それこそ田中明彦（国際政治学者、東京大学東洋文化研究所）さんのいう「新しい中世」といった、別のユニットになっていくわけでしょう。そのユニットの取り方が重要な問題だと、私は認識しています。

伊藤　ヒエラルキーがなくなってしまうんですね。

松井　そうです。

伊藤　それはありますね。みな平面になってしまう。

松井　現在は、共同体が重層的に重なり、複雑ですよね。地球システムなどは簡単に分析できるんですが、人間圏をシステムとして分析しようとすると、各種の共同体のような構成要素（ユニット）が重層的に入り組んでしまっている。

それをどう考えるか、という問題が突きつけられているのです。

プロフィール

合原一幸（あいはら　かずゆき）

東京大学生産技術研究所教授、科学技術振興機構・ERATO合原複雑数理モデルプロジェクト研究総括、放送大学客員教授。1982年東京大学大学院工学系研究科博士課程修了。東京電機大学工学部助教授、西オーストラリア大学理学部客員教授、北海道大学電子科学研究所客員助教授、東京大学大学院工学系研究科教授などを経て、現職。専門は、カオス工学、数理工学、生命情報システム論。主著に『カオス――まったく新しい創造の波』（講談社）、『ニューラルコンピュータ・脳と神経に学ぶ』（東京電機大学出版局）、『複雑系がひらく世界――科学・技術・社会へのインパクト』（別冊日経サイエンス）など、ニューラルネット、カオスに関する著作多数。

伊藤正男（いとう　まさお）

独立行政法人理化学研究所脳科学総合研究センター特別顧問、東京大学名誉教授。医学博士。1953年東京大学医学部卒業。熊本大学医学部助手、東京大学医学部教授、同医学部長、理化学研究所国際フロンティア研究システム長、同脳科学総合研究センター長などを経て、現職。この間、日本神経科学学会会長、日本学術会議会長などを歴任。日本学士院のほか、スウェーデン、イギリス、ロシアといった外国の科学アカデミーの会員も兼ねる脳研究の世界的権威。著書『ニューロンの生理学』『脳のメカニズム』『脳の不思議』（いずれも岩波書店）、『脳の設計図』（中央公論社）、『脳と心を考える』（紀伊国屋書店）など多数。

松井孝典（まつい　たかふみ）

東京大学大学院新領域創成科学研究科教授。東京大学大学院理学研究科地球物理学専攻博士課程修了。アメリカ航空宇宙局（NASA）の月惑星科学研究所招聘研究員、東京大学助教授を経て99年より現職。86年イギリスの科学雑誌「ネイチャー」に海の誕生を解明した「水惑星の理論」を発表、世界の学者の注目を集める。最近は、天体衝突と地球・惑星・生命史などアストロバイオロジーに関する研究を行っている。著書に『宇宙誌』（徳間書店）、『地球倫理へ』『宇宙人としての生き方』（いずれも岩波書店）、『1万年目の「人間圏」』（ワック）、編著に『地球学～長寿命型の文明論』（ウェッジ）など。

甘利俊一（あまり　しゅんいち）

独立行政法人理化学研究所脳科学総合研究センター長、東京大学名誉教授。1963年東京大学大学院数物系研究科数理工学専攻博士課程修了。九州大学工学部助教授、東京大学工学部計数工学科教授、理化学研究所国際フロンティア研究システム情報処理研究グループディレクター、同脳科学総合研究センターグループディレクターなどを経て、現職。1960年代から神経回路網を数学的な方法で構築する研究に取り組む、ニューラルネット研究の第一人者。著書に『神経回路網の数理―脳の情報処理様式』（産業図書）、『情報幾何の方法』（共著、岩波書店）、『ニューロコンピューター』（読売新聞社）など。

養老孟司（ようろう　たけし）

東京大学名誉教授。1962年東京大学医学部卒業後、1年のインターンを経てすぐ東京大学医学部解剖学教室に入り、以後解剖学を専攻。1967年東京大学大学院医学系研究科基礎医学専攻博士課程修了。東京大学医学部教授を退官後、北里大学教授に。著書は影響力が大きく、『唯脳論』（青土社）では人間の活動を脳という器官の法則性から分析するなど、解剖学者としての見地から社会や文化に鋭いメスを入れる評論は、一般からも高く支持されている。他に『からだの見方』（筑摩書房）、『日本人の身体観の歴史』（法蔵館）などがある。『バカの壁』（新潮新書）は2003年の大ベストセラーとなった。

ウェッジ選書 15

脳はここまで解明された

内なる宇宙の神秘に挑む

2004年3月6日　第1刷発行
2004年7月28日　第3刷発行

【編著者】…………………………合原 一幸
【発行者】…………………………松本怜子
【発行所】…………………………株式会社ウェッジ
〒101-0047
東京都千代田区内神田1-13-7　四国ビル6階
電話:03-5280-0528　FAX:03-5217-2661
http://www.wedge.co.jp/　振替00160-2-410636
【装丁・本文デザイン】…………笠井 亞子
【カバー帯CG】………………大島 京子
【DTP組版】…………………株式会社リリーフ・システムズ
【印刷・製本所】………………図書印刷株式会社

※定価はカバーに表示してあります。　ISBN4-900594-71-7 C0040
※乱丁本・落丁本は小社にてお取り替えします。

ウェッジ選書……各定価＝1200円＋税

1 人生に座標軸を持て
――自分の価値は自分で決める
松井孝典・三枝成彰・葛西敬之 共著

2 地球温暖化の真実
――先端の気候科学でどこまで解明されているか
住 明正 著

3 遺伝子情報は人類に何を問うか
――「ゲノム」が描き出す世代の設計図
柳川弘志 著

4 地球人口100億の世紀
――人類はなぜ増え続けるのか
大塚柳太郎・鬼頭 宏 共著

5 免疫、その驚異のメカニズム
――人体と社会の危機管理
谷口 克 著

6 中国全球化が世界を揺るがす
――われわれの命運を握る中国の決断
国分良成 編著

7 緑色はホントに目にいいの？
【図解】常識を科学する――ホントかウソか!? 40問
深見輝明 著

8 中西進と歩く万葉の大和路
万葉の和歌で彩る、心の原郷・奈良紀行。
中西 進 著

9 西行と兼好
――乱世を生きる知恵
小松和彦・松永伍一・久保田淳ほか 共著

10 世界経済は危機を乗り越えるか
――グローバル資本主義からの脱却
川勝平太 編著

11 ヒト、この不思議な生き物はどこから来たのか
長谷川眞理子 編著

12 菅原道真
――詩人の運命
藤原克己 著

13 ひとりひとりが築く新しい社会システム
加藤秀樹 編著

14 〈食〉は病んでいるか
――揺らぐ生存の条件
鷲田清一 編著